GEHT'S AUCH LEICHTER?

Geschichten vom Abnehmen

Claire Mond

Impressum

Emailadresse: clairemond@t-online.de
Claire Mond c/o Barbara Kleineidam Calvinstraße 18 10557 Berlin
Covergestaltung: Martina Ball, Grafik-Design & Kalligrafie
Illustration: Lieselotte Wertenbruch www.mediaservice-berlin.com
Korrektorat: Stephanie Manz www.tetextei.de

ISBN:
9781793364999

FÜR CLAUDE

Wenn man sich eines Tages unbedarft in einer Online Community anmeldet, braucht man als erstes - wie in jeder Sekte, die etwas auf sich hält - einen neuen Namen.

Nachdem ich durch endlose Versuche feststellte, dass alle Namen von Filmhelden schon vergeben waren, entschied ich mich, den Namen des Liedes auszuprobieren, das gerade in meiner Playliste lief: Claude Debussys „Claire de Lune". Zack, eingedeutscht, fertig. Unmöglich konnte ich damals ahnen, welches interessante Eigenleben Claire entwickeln würde.

Sagen wir einfach so: im Nachhinein Glück gehabt, dass Dickie Bond und Moppel Monroe als Namen schon vergeben waren.

INHALT

DANKSAGUNG

Der Austausch mit all Euch wunderbaren Frauen
hat diese Texte erst möglich gemacht.
Ihr seid die Besten.

KAPITEL 1

Sieben Schritte zum Abnehmen

Morgens, Ihr Herzbesten! Morgens aber auch, Ihr Neustarterinnen!
Gestern erst war's, da endeten die Feiertage. Feiertage an denen Du beim besten Willen Deinen schicken Partydress nur noch als Schal tragen konntest. Also hast Du beschlossen, dass mit dem neuen Jahr alles anders werden muss.

Oder war es ein Urlaubsfoto von Dir am Strand, und Du hast Dich nüchtern gefragt, wie Du drei Wochen so am Strand liegen konntest, ohne dass wie in dem alten Witz eine Tierschutzorganisation vorbeikam und Dich ins Meer zurückgeworfen hat? Vielleicht zeigt Dich das Foto auch, wie Du grad Bratwurst Nummer drei um ein Date bittest. Der Schock war nachhaltig und entsetzlich: „So seh ich aus?", und jetzt muss etwas passieren.

Bei mir waren es 2015 Fotos mit meinen Kindern vor einem malerischen Brunnen. „Brunnen mit Rubensmutti in Benetton", unbekannter Künstler. Puh.

Also hast Du die Reißleine gezogen, fragst Dich jetzt ein wenig verwirrt: „Und wie geht das nun eigentlich mit dem Abnehmen?" Nimm Dir einen Becher Skyr, einen sehr kleinen Löffel und hör mir zu, Tante Claire zählt jetzt mal die sieben Babystepps zum Abnehmen auf. Ja, Du: Den Zucker packste gleich wieder weg. Ja, ich weiß, dieses Skyr-Zeug schmeckt wie

Fugenweiß. Nicht jammern, am besten gleich wegschmeißen. Nimm lieber 'nen Apfel.

Schritt 1:
Kenne Deinen Feind: Was genau wiegst Du? Wie groß bist Du? Wie alt bist Du? Was ist Dein BMI? Musst Du überhaupt abnehmen oder bist Du untergewichtig? Wie viel Bewegung ist in Deinem Alltag? Stillst Du? Mit den fünf Daten rechnest Du Deinen täglichen Kalorienbedarf aus. Dafür bietet dieses verrückte Internet zahllose Seiten und Apps.

Schritt 2
Fun Fact: Wenn Du abnehmen möchtest, musst Du unter dem Bedarf bleiben, also weniger essen als Du verbrauchst. Willst du zunehmen, musst Du mehr essen, als Du verbrauchst, aber das können wir hier alle blind, darum erklär ich das jetzt nicht. Für dieses „weniger essen als Du verbrauchst" gibt es eine Zahl.

Eine App, die Kalorien zählt, spuckt Dir eine maximale Kalorienzahl pro Tag aus, die Du am Tag zu Dir nehmen darfst. An die hältst Du Dich. So einfach!

Schritt 2 a)
Einfach? Ja, ich hab' auch gelacht! Daher:

Schritt 3
Schreib alles auf, was Du zu Dir nimmst. Jedes Gramm. Jede Banane. Ja, den Apfel auch. Den ganzen Tag, jeden Tag. Alles. Ja, das ist mühselig. Ja, das macht jetzt nicht so brüllend Spaß. Ja, das ist nicht verhandelbar. Verschaff Dir einen nüchternen Überblick.

Schritt 4
Fliegt Dir ziemlich schnell um die Ohren, weil Du wie wir alle im ersten Anlauf natürlich alle Deine kleinen Vergnüglichkeiten ins neue Leben retten willst. Wenn Du dann das erste Mal in Deine App die Chipstüte, die Currywurst mit Nutella oder die Portion Käsesahne-Nudeln eingetragen hast, dann entdeckst Du

möglicherweise, dass mit diesem einen Gericht Dein gesamter Tagesrahmen einfach futsch ist. Peng! Mist.

Darum:

Schritt 5

Mach Dich auf die Suche nach Gerichten, die Dir lecker schmecken und die eine gute Alternative sind. Zugegeben, das ist ein bisschen friemelig, aber dafür hast Du die

Schritt 6

Community! Ob in einem Abnehmforum oder per Instagram oder die gute alte Selbsthilfegruppe um die Ecke: Such Dir eine Gruppe mit Gleichgesinnten, die mit Dir gemeinsam diesen Weg gehen! Wenn Du z.B. online ein paar legendären Köchinnen folgst so wie aysenputtel_official auf Instagram, dann siehst Du, was man alles zaubern kann und doch im Rahmen bleibt. Man muss nicht alles alleine schaffen. Deine Erfolgsquote ist höher, wenn Du hier Deine Erfolge teilst und die weniger erfolgreichen Tage auch beschreibst.

Ich gehe sogar noch weiter: Deine Erfolge kannst Du notfalls auch allein feiern. Wenn es mies läuft, wenn Du hinschmeißen willst, wenn Du an Dir zweifelst, dann schnapp Dir nicht die Kekstüte. Schnapp Dir Dein Handy und schreib einen Post. Wir wollen hier nämlich alle gern herausfinden, was wohl passiert, wenn man nicht aufgibt. Das andere kennen wir ja schon. Wie geht der alte Spruch? „Wer Angst hat, säuft, wer einsam ist, frisst!“ Raus aus der Einsamkeit, rein in eine Community!

Schritt 7

Nimm Dir Zeit. Sei geduldig und freundlich mit Dir. Es geht nicht um höher - schneller - weiter! Es geht um nachhaltig. Je nachdem wie üppig Dein Startgewicht ist, desto länger braucht Dein Körper, um sich wieder umzubauen. Ja, wir wollen alle möglichst schnell Ergebnisse sehen. Aber schnell ist hier auch schnell Jo-Jo. Bis Du wirklich neue, gute Ernährungsgewohnheiten aufgebaut hast, die Du dann im Alltag weiterführen kannst, rechne mal mindestens sechs Monate ein. Eher länger.

Also, eigentlich doch alles ganz easy, oder? So bekloppt es klingt und so ungern ich es sage, weil es kitschig und blöd klingt: Seitdem ich bereit war, mich so auf diesen Prozess einzulassen, und das Ganze schön geduldig in Babystepps mit guten Freundinnen anzugehen, hat sich mein Leben geändert. Ähm, zum Besseren. Mit Jammern, Fluchen, Selbstmitleid und albernen Posts habe ich mir eine gewisse Leichtigkeit ins Leben zurückgeholt.

Klaro. Ich gehe nicht davon aus, dass es automatisch so bleibt - ich werde immer aktiv etwas dafür tun müssen, um den Zustand zu erhalten. Das wird mir mal schwerer fallen, mal wird's einfacher gehen. Aber jetzt weiß ich immerhin schon mal, dass es funktioniert und das erheitert mich enorm.

Allen Nichtneuen sei gesagt: Ohne Euch wär's hier total blöd und ohne Euch wäre das alles nicht gegangen. Schmatzerchen.

Habt's fein!

Realitätscheck

Ihr Herzbesten!

Vor ein paar Tagen war's, da schrieb ich mal die sieben Schritte zum Abnehmen auf. Ihr erinnert Euch natürlich, weil Ihr meine Posts zum Frühstück auswendig lernt und zum Abend von Euren Liebsten abfragen lasst.

Wie? Nicht? Ej!!! Wofür mach ich das hier alles!?

Lässt sich wenigstens eine von Euch mal so einen meiner Hashtags irgendwohin tätowieren? Auch nicht?? Wie auch immer: Ich erwähnte, dass der erste Schritt ist:

Erfasse Deine Realität:

Was ist Dein Kalorienbedarf aufgrund Alter, Größe, Bewegung und Haltung zu Helene-Fischer-Songs (ja, sorry, wer bei „Atemlos“ nicht nur den Refrain, sondern alles textsicher mitsingen kann, bekommt 300 Kalorien abgezogen).

Wenn Du abnehmen möchtest, musst Du weniger Kalorien zu Dir nehmen, als Du verbrauchst. Es gibt ein paar neuere Untersuchungen, die nahelegen, dass Menschen, die die gleiche Kalorienzahl mit einer größeren Menge Eiweiß als Kohlenhydrate oder Fett zu sich nehmen, tatsächlich mehr abnehmen.

Und dann zählst Du einfach.

Hach, da war es wieder, dieses lustige Wort: einfach. Es klingt einfach, aber es ist alles andere. Aber warum ist es so schwierig? Weil … ach, wisst Ihr …

Da war diese Sache mit dem Akzeptieren der Realitäten. Zur Erinnerung, ich war die, die versucht hat mit einer Schokocroissant-Pizza-Diät abzunehmen. Nicht besonders erfolgreich.

Die Realität zu akzeptieren, dass wir zu viel essen. Dass wir weniger Nahrung brauchen. Dass die Idee weiterzuessen, nur weil es lecker schmeckt, langfristig die Hosen in der Taille einlaufen lässt.

Grundsätzlich muss man ehrlich sagen: Eigentlich ist da

nichts schwierig dran zu verstehen. Da ist nichts, was unlogisch oder nicht nachvollziehbar ist.

Wir lügen uns aber leider an, dass die Schwarte kracht:

„Die Chips sind gesund, die sind aus Kartoffeln gemacht. Im Eis ist gutes Eiweiß, und das ist wichtig zum Abnehmen. Olivenöl ist so super gesund, das sollte man gleich zum Frühstück trinken. Ich bin ja heute Morgen die Treppen gelaufen, dann kann ich jetzt auch das panierte Schnitzel nehmen."

Wieso bloß?

Hm.

Ich habe da eine Theorie und ich muss ganz ehrlich sagen: Die stammt vom Lesen vieler Eurer Posts. Mein Eindruck ist, dass viele von uns schon bis zum Hals in ekliger Realität stecken, vor der wir beim besten Willen nicht die Augen verschließen können.

Vielen hier fliegt das Leben so geballt um die Ohren, dass nicht nur die Leichtigkeit auf der Strecke bleibt, sondern dass die Seite des Lebens, die süß und sahnebaiserartig-kuschelig ist, einfach nicht mehr zu sehen ist.

Wen wundert es, dass wir versuchen, diese Seite zurückzuholen mit kleinen Queen-Mum-würdigen Schokotörtchen und großen Iron-Maiden-Motivtorten?

Wenn uns dann bewusst wird: Uppsala, eigentlich muss ich mir dieses Leckerli verkneifen … boh, das tut weh, oder?

Aber es hilft nichts.

Wenn ich irgendwann lernen möchte, die Realität zu akzeptieren, dass ich schlank bin, dann werde ich erst diese andere Realität akzeptieren müssen.

Die gute Nachricht ist: Du bist nicht allein: es geht uns hier allen so!

Habt's fein.

Call me Jillian

Guten Abend, liebste Freundinnen unseres Moppel-Forums, es wird Zeit für Bekenntnisse. Vieles ändert sich ja, wenn man mit dem Abnehmen anfängt. Und manches - ist es nicht schön? - bleibt gleich. Sehr, sehr gleich. Gerade die „Neuen" unter uns werden merken, welche sonderbaren Dinge man sich hier so über die Zeit angewöhnt. Stellt Euch darauf ein, dass Ihr auf Eurem Weg einigen Wunderlichkeiten begegnen werdet. Ich sag nur „Lasagnesuppe".

Früher, da hattet Ihr einen schlechten Tag und habt vielleicht einen Becher Keksteil-Eiscreme ausgelöffelt. Heute stellt Ihr Euch hin, kramt aus Eurem TK-Fach in Scheiben geschnittene, überreife, gefrorene Banane, püriert sie mit Eurem extra dafür angeschafften Hochleistungspürierstab, dem „Kill-Beton-Super-Blast-4000" und bastelt Euch mit einem schönen Löffel „Backkakao" eine Hommage an die Erinnerung des Gedankens an Eiscreme. Ihr macht ein Foto davon, stellt es in die Community und schreibt „Nomnomnom - Nicecream!" Oder (wenn Ihr noch Freundinnen der deutschen Sprache seid): „Hm, lecker-schmecker, Nicecream!"

Das Wort Backkakao habt Ihr vorher in Eurem Leben noch nicht benutzt, aber die Kalorien in der App findet man unter eben diesem Begriff. Also gewöhnt Ihr Euch das Wort an.

Ihr bereitet eine dünnflüssige Tomatensoße mit „Tatar" (das Ihr beim Fleischer als Schabefleisch gekauft habt) und mit einem halben TL Olivenöl und bröselt zwei Lasagneblätter rein. Auch hier wieder: Foto nicht vergessen! Nach dem ersten Mal stellt Ihr fest, dass das Fett des normalen Rinderhacks und der „normalen Menge" Olivenöls geschmacklich einen Riesenunterschied macht, und Ihr schafft Euch frische italienische Kräuter und Knoblauch an. Ihr rechnet aus, ob Ihr Euch auch 2 EL Parmesan leisten könnt, und verzichtet zum Frühstück auf einen EL Haferflocken beim … genau: Dem ONO, dem Overnight-Oat: Haferflocken, die schichtweise mit anderen Lebensmitteln eine Nacht im Kühlschrank verbringen, ehe sie gefrühstückt werden dürfen.

Ihr kauft Euch ein fotogenes Einweg-Glas und schichtet darin Haferflocken, Obst und (wenn es Euch richtig brutal erwischt hat) Sojajogurt übereinander. Dann beginnt Ihr, Eure Handykamera auf Filter zu checken. Ihr merkt, dass man den ONO ohne einen Latte-Macchiato-Löffel nicht essen kann und wechselt in die Porridge-Fraktion. Porridge ist Fancy-Sprech für Haferschleim.

Ihr kommt an den Punkt, wo Ihr Euch Nüsse auf den Morgenbrei streuen wollt und nach einer Woche merkt: Man muss den Kram abwiegen und genau aufschreiben, weil man plötzlich keine Abnahme mehr hatte, dafür aber jeden Morgen eine Handvoll gerösteter Haselnüsse am ONO.

Ihr kauft Euch einen Smoothiemaker - um dann festzustellen, dass Smoothies einen Sack voll Kalorien haben (OBWOHL DOCH VERDAMMTE HACKE OBST SO GESUND IST!!!) und verschenkt den Smoothiemaker wieder. Stattdessen gurkt Ihr im Internet auf allen Seiten rum, die Produktvergleiche bieten und checkt Heißluftfritteusen-Preise. Schließlich guckt Ihr diverse youtube-Videos um herauszufinden, welche Heißluftfritteuse die günstigste bei voller Leistung ist. Ihr streift die Thermomix-Fraktion, checkt aber zwischendrin noch die Thermi-Lindner-Twitter-Bilder des ehemaligen FDP-Kandidaten, entscheidet Euch gegen einen Thermomix, habt aber plötzlich einen Zoodles-Anspitzer im Haus.

Nach der ersten Sehnenscheidenentzündung im Handgelenk kauft Ihr Euch einen halbautomatischen Gemüseanspitzer und versucht, aus Zucchinistreifen-Locken Spaghetti carbonara zu machen. Beim Essen stellt Ihr fest, dass diese „Zoodles“ nichts, aber auch gar nichts mit einer Nudelerfahrung zu tun haben, verflucht Pflanzensahne und guckt nochmal die Kalorien für echte Sahne nach. Nachdem Ihr aus der Ohnmacht wiedererwacht seid, gönnt Ihr Euch einen Skyr und lest online 74 Rezepte für Frühstückskuchen durch.

Zwischenzeitlich kommt Euch die Idee, mit den Tortillafladen, die Ihr Euch für den Pizzablitz gekauft hattet, einen Boden für einen Frühstückskuchen zu basteln. Ihr verwerft die Idee und experimentiert zehn Tage intensiv mit vier verschiedenen Kürbissorten, die mit „Tatar" gefüllt, gegrillt, gebacken, zur Suppe verkocht und gerieben zu Ofen-Röstis verarbeitet werden. Die Kinder ziehen zu Ihren Großeltern oder lassen sich von den Nachbarn adoptieren.

Einen Mann habt Ihr zu diesem Zeitpunkt ohnehin nicht mehr, weil Ihr jeden zweiten Tag einen Happy-Hülsenfrüchte-Tag einlegt, an dem Ihr Kichererbsen-Linsen-Bohnen-Erbsen-Gerichte kocht und mit den Nebenprodukten Euer gasbetriebenes Auto betankt. An den anderen Tagen gibt es Thunfisch-Eier-Gerichte, weil Ihr merkt, dass Ihr dringend Muskeln für die „10.000-Schritteich laufe mir doch egal dass es in Strömen regnet"-Challenges braucht. Die superharten Kämpferinnen unter Euch machen sieben Tage „Shred" mit der Gymnastik-DVD von Jillian Michaels, posten in der Zeit 53 Selfies von sich vor, während des und nach dem Shredden, machen einen Termin im Tattoo-Studio für das „Call me Jillian"-Tattoo auf dem Hintern, und brechen dann an Tag acht wegen massiven Muskelkaters ab.

Wenn der Wechsel zum Senioren-Aqua-Fitness-Kurs vollzogen ist, kehrt ein wenig Ruhe ein, bis Euch in einem Meeting die Hose runterrutscht, weil Ihr noch nicht bereit seid, neue Hosen zu kaufen, auch wenn die ersten 20 Kilo weg sind - schließlich sollen ja nochmal 20 weg! Bei einer wilden Geste, um die Hose festzuhalten, fliegt Euch der Ehering vom Finger und landet im Sahnetörtchen der Kollegin, die gerade Geburtstag feiert. Beim Ablutschen stellt Ihr fest, dass es Zeit für einen Rückfall ist.

Ihr kauft Euch zwölf Kinder-Pinguis und drei Portionen Pommes und merkt nach den ersten fünf Bissen, dass Ihr das fettige und viel zu süße Zeug nicht mehr runter bekommt.

Ein Viertel Eurer Bekannten hackt seit den ersten fünf Kilo Abnahme auf Euch rum, ob Ihr jetzt magersüchtig werdet (obwohl Ihr immer noch einen BMI von 30 habt), ein Viertel macht boshafte, neidische Kommentare, und der Rest kreist wie immer um sich selbst.

Aber plötzlich merkt Ihr: Hey, der Gürtel wird enger, die Hose, die sich seit zehn Jahren im Schrank langweilt, passt wieder, fremde Männer gucken Euch interessiert an (macht Euch nichts vor, die haben vorher auch geguckt. Aber Ihr dachtet, die wollen was von Eurem Kinder-Pingui abhaben!) - und das, obwohl Euer Busen sich in ein spirituelles Nirwana verabschiedet hat! Ihr seht anders aus, wenn Ihr in den Spiegel guckt. Wie jemand, den Ihr mal gut kanntet und mochtet. Wie … Ihr selbst! Zum ersten Mal - vielleicht seit Jahren - guckt Ihr Euch wie eine gute Freundin im Spiegel an und denkt: „Na, altes Mädchen! Gut siehst du aus. Schön, dich endlich mal wieder zu sehen."

Weil Ihr so verzaubert seid, verpasst Ihr fast den Bus, müsst rennen und stellt fest: Das geht! Ihr seid sogar schnell! „Call me Jillian!"

Was ich sagen will: Es lohnt sich. Rückfall hin, Heißluftfritteuse her. Einfach mal rausfinden, was passiert, wenn man NICHT aufgibt.

Wenn Ihr all diese kleinen Schritte aufschreibt und in einer Moppel-Community wie dieser teilt und bei den anderen mitlest, werdet Ihr feststellen: „Ich bin nicht allein." Mit jedem kleinen Erfolg werden sich hier Eure neuen Freunde mitfreuen. Bei jedem kleinen Rückfall werden hier Leute sein, die Euch auffangen und sagen „Kopf hoch, morgen geht's weiter!" und „Nach dem Spiel ist vor der Lasagnesuppe!"

Der Schokomops

Ich wurde daran erinnert, dass ich in meiner Aufzählung gestern wohl noch einiges vergessen habe. Unter anderem: den gefürchteten „Schokomops“. Ein Schokomops ist im Prinzip nichts anderes als eine zerdrückte Banane, die mit einem Löffel Mehl, etwas Backpulver und einem Löffelchen Kakao in der Mikrowelle zu einem Tassenkuchen gebacken wird. Im Übrigen: Genauso wie Du jetzt habe ich auch geguckt, als ich das zum ersten Mal gelesen habe!

Liebste Kalorinetten, den habe ich nicht vergessen. Ich spreche nur nicht gern darüber. Aber einige von Euch mussten ja mit dem Latte-Macchiato-Löffel in der offenen Wunde herumstochern und fragen. Also beklagt Euch nicht, wenn ich jetzt auch noch mit der nächsten Wahrheit um die Ecke komme.

In meinem Haushalt gibt es keinen Schokomops. Ich habe keine Mikrowelle. Also: Ich hatte eine Mikrowelle, die stand oben auf dem Kühlschrank. Als ich einen neuen Kühlschrank kaufte, war der so hoch, dass die Mikrowelle nur noch mit einer Leiter erreichbar gewesen wäre. Also habe ich in einem Anfall von „doityourself“ ein Regal an die Wand gedübelt, das theoretisch die zehn Kilo Mikrowelle hätte halten können, wenn es denn fachgerecht angebracht worden wäre. Von jemand anderem.

Nach meiner Scheidung hatte ich so eine Phase „Ha, ich besitze eine Bohrmaschine und einen Internetzugang, da kann ich ja wohl mit zwei wikihowto-Erklärungen und einem youtube-Tutorial lernen, wie man selbst sein eigener Jajajippiyeah-Esgibtimmerwaszutun-Meister wird. Wär’ doch gelacht! Nur weil ich eine Frau bin, heißt das doch noch lange nicht usw.“ Nee, heißt es auch nicht. Meine besten Freundinnen sind alles ausgezeichnete Handwerkerinnen.

Was mich angeht … also theoretisch war das mit dem Brett eine gute Idee. Praktisch fiel mir die Mikrowelle irgendwann genau vor die Füße und hinterließ ein erstaunlich großes Loch im Fußboden.

Also: Keine Mikrowelle = kein Schokomops, und sprecht mich bitte nie wieder drauf an. Immer, wenn ich Eure Postings sehe, muss ich mich abwenden und still in mich hineinweinen. Ich habe versucht, meinen inneren Frieden und mein inneres Süßmäulchen durch andere heitere Bananen-Mahlzeiten zu trösten:

Meine Kinder fassen inzwischen jede neue Mahlzeit nur nach Geruchsprüfung an und fragen mich jedes Mal:

„Hast du da wieder Banane rangemacht? Das riecht so komisch süßlich!"

„Das ist ein indisch inspirierter Taco mit Hähnchenfleisch und frischer Mango."

„IST DA AUCH BANANE DRIN!?"

„Nur ganz wenig", antworte ich darauf mit zusammengekniffenen Lippen. Die Brut ist aber auch was wählerisch, meine Herrschaften!

Dabei gibt es so viele tolle Sachen mit Banane: Energyballs mit Banane und Datteln, Frühstückskuchen, Waffeln, Nicecream, Pancakes, aber auch wenn das Post-it mal nicht kleben will oder die Kaltwachsenthaarung alle ist, ist eine überreife Banane eine feine Sache.

Banane ist auch eine prima Idee, wenn man versucht, Brot ohne Mehl zu backen (und ich schwöre Euch, Ihr Lieben, es kommt der Tag, an dem Ihr aus Quark und Ei versucht, einen Brotersatz herzustellen. Oder Ihr versucht, aus Thunfisch, Ei und den Putenwürstchen vom Discounter, die Eviva-Espana-Vital oder so heißen (Hello, product-placement!), einen akzeptablen Leberwurstersatz im Thermomix zu stricken. Schmeckt widerlich, aber hey! Ihr habt's wenigstens versucht.

Ich spiel heute Abend das altbekannte Spiel: Ich habe noch ein paar Kalorien übrig, und morgen ist Wiegetag. Ihr kennt die Diskussion, oder? Ich könnte noch was Kleines essen, allerdings bin ich satt, und morgen ist Wiegetag!!! Ich hätte da im Kühlschrank noch einen Becher Skyr. Ihr wisst schon, dieses biologisch abbaubare Zeug, das Ihr auch als Fensterkitt oder als Fugen für Eure Fliesen nutzen könnt. Verfallsdatum war vor zwei Monaten. Das Gruseligste ist ja, dass der nicht schlecht wird. Ich krieg's nicht fertig, ihn wegzuwerfen. Vielleicht esse ich den heute noch. Ich hab' ja auch noch eine überreife Banane da, die ich drunter pürieren könnte …?

Wenn ich mich morgen nicht mehr hier melde - wisst Ihr Bescheid!

Habt einen schönen Abend, Ihr Lieben.

Blöde Ideen: Radikaldiät

Hallöchen, Ihr Herzbesten aller liebsten Abnehmköniginnen,
Heute früh gingen mir ein paar der dämlichsten Ideen zum Thema „Abnehmen", die ich an einem geheimen Ort in diesem Universum in den letzten Monaten entdeckt habe, durch den Kopf. Natürlich kann ich nicht verraten, was dieser geheime Ort ist, denn sonst wäre er ja nicht geheim.

Sagen Sie mal, Frau Mond, ist das nicht ein wenig überheblich, die Ideen als „dämlich" zu bezeichnen? Nun, machen wir es doch einfach so: Ich berichte, und Ihr entscheidet.

Idee Nr 1:

„Ich ändere jetzt alles zum Thema Ernährung super radikal für ein paar Wochen, nehme drölfzweizig Kilo ab, und wenn ich das geschafft habe, werde ich wieder normal essen."

Nur eine kleine Frage sei mir an dieser Stelle bitte untertänigst gestattet: Was in drei kleine, dicke Schweinchens Namen lässt jemanden glauben, er sei mit „normalem" Essverhalten fett geworden?

Gewicht ist doch nichts, was einen zufällig anfällt wie ein aus Versehen im Vorbeigehen getretener Pinscher. Gewicht muss man sich mühselig in vielen kleinen Duplo-Schritten erkämpfen, das kostet eine Menge Geld, Zeit und Käsesahnesoße. Sind es nicht 7.000 Kalorien zu viel, die man sich reindrehen muss, um 1 Kilo zuzunehmen? Und ein Schokoriegel hat? 250 +/- Kalorien. Das sind rund 30 Schokoriegel, die man böswillig vernichten muss, um einem Kilo plus auf der Waage zuwinken zu können. Völlig normal, ja.

Ich weiß natürlich, dass der Großteil hier sich im Gegensatz zu mir seine Plusplusplus-Size mit Grünkohlsmoothies und Chiasamen-Pudding zugelegt hat. Und nicht mit der Kampfhaltung: „Ich lass mir doch die Butter nicht von so einer beknackten App vom Brot nehmen."

Vermutlich gibt es auch die, die tatsächlich immer schlank

waren, dann eine Zeit lang jeden Tag Pommes mit Salty-Caramel-Dip zum Frühstück und Käsecroissants mit Speckschwarte zum Mittagessen hatten und so drei Kilo zugenommen haben. Für die mag drei Wochen morgens, mittags, abends Schlotzplörre aus der Apotheke zur Gewichtsreduktion und dann einfach wieder „normal essen“ funktionieren.

Unsereiner wird langfristig im Alltag die Carbon-Croissants aus dem fancy Coffeeshop eben einfach liegen lassen und stattdessen etwas Gesundes in angemessener Menge frühstücken müssen. Guckt Euch hier mal auf den Accounts der kulinarischen Großmeisterinnen um, das gibt es auch in extrem lecker!

Habt’s fein!

Blöde Ideen: 500 Kalorien pro Tag

Morgens, Ihr Liebsten aller Herzbesten!
Ich hatte ja angedroht, Euch an meinen Entdeckungen der dämlichsten Abnehm-Ideen aller Zeiten teilhaben zu lassen. Schnell, noch könnt Ihr weglaufen!

Ups, zu spät. Na ja, wenn Ihr schon mal hier seid … Es geistert diese Idee durch die Bodenbitch-Hater-Fraktion, dass frau mit 500 Kalorien am Tag abnehmen sollte. Weil das so schön schnell Ergebnisse zeigt. Ist schneller nicht immer besser? Nun, nicht wenn man einen Neuro-Onkologen fragt. Oder die Selbsthilfegruppe „Ejakulatio Praecox in Radeberg“ Oder eben Abnehm-Spezialisten.

Genauso wie eine große Gewichtszunahme den Organismus extrem beansprucht, so tut es auch das Abnehmen. Der Wunsch ist ja absolut nachvollziehbar, so schnell wie möglich dieses ärgerliche Übergewicht ins Nirwana zu schießen. Aber um jeden Preis?

Es mag sein, dass ich wieder mal eine schlimme Schwarzseherin bin, aber wie soll die Haut bei einer so rasend schnellen Abnahme mit Rückbildung hinterherkommen? Der einzige Vorteil, den ich in der Methode sehe, ist: Ich hätte im Anschluss gute Chancen, bei einer Hundeshow für neapolitanische Faltenhunde den ersten Platz zu machen.

Abgesehen davon, dass ich bei 500 Kalorien am Tag doch im Prinzip schon anfangen muss, von morgens bis abends Nahrungsergänzungsmittel zu mir zu nehmen. Mit nur 500 Kalorien am Tag kann ich kaum noch eine ausgewogene Ernährung mit den notwendigen Nährstoffen gewährleisten. Nach meiner Erfahrung produziert diese Methode Heißhunger. Heißhunger führt zu Fressattacken, und die produzieren wieder Zunahmen.

Sowieso: Hunger. Wenn ich nur 500 Kalorien am Tag zur Verfügung habe, liege ich 30 Kalorien über dem Tagesbedarf eines Dschungelcamp-Kandidaten. Ist Euch mal aufgefallen, dass die spätestens an Tag vier nicht nur über Hunger klagen, sondern bereit sind, sehr unkonventionelle Entscheidungen in Bezug auf angebotene Mahlzeiten zu treffen? Und dass deren Laune stündlich schlechter wird? Wenn ich sehen möchte, wie Helene Fischer mit einer blutigen Kettensäge in der Hand Death-Metal-Songs singt, ist so eine 500-Kalorien-pro-Tag-Diät bestimmt der richtige Weg.

Wahlweise kann ich mich von morgens bis abends von Light-Gerichten ernähren. Als große Freundin unverarbeiteter Lebensmittel lässt diese Idee mein Herz nicht höherschlagen.

Meine größte Kritik an dieser Methode ist allerdings: Eine Zeit lang kann ich diese radikale Nahrungsumstellung vielleicht schaffen, aber was passiert, wenn ich das Zielgewicht erreicht habe? Was ich nämlich mit 500 Kalorien am Tag unmöglich lernen kann, sind gute, solide neue Ernährungsgewohnheiten, die ich in den folgenden Jahren gerne jeden Tag umsetzen kann.

Abnehmen und Halten sind zwei völlig unterschiedliche Dinge. Halten kann zumindest ich nur, wenn ich zufrieden mit meinen Ernährungsgewohnheiten bin, wenn ich mich mit ihnen rundum wohl fühle und sie zu meinem Leben passen. Für mich ist das ein ziemliches Schrauben und Basteln, ein Herumprobieren und Austesten, was funktioniert und was definitiv nicht funktioniert.

Aber was spricht denn dagegen, schon während des Abnehmens gesündere Ernährungsweisen auszuprobieren, die ich langfristig beibehalten kann. Wie z.B. die gefürchtete Lasagnesuppe, die ich inzwischen nicht mehr missen möchte.

500-Kalorien-pro-Tag-Diäten sind für mich Tinderaccounts für Jo-Jo-Effekte.

Habt's fein!

Blöde Ideen: Sport überbewerten

Ok, es ist offiziell: Ich bin solarbetrieben. Es ist Wochenende, ich könnte theoretisch ausschlafen, und seit 6:30 Uhr spätestens bin ich glockenhellwach. Glockenhellwach ist schlicht gelogen. Die Schlafphase mit geschlossenen Augen ist beendet. Wenn ich aber sowieso nicht mehr schlafen kann, dann kann ich Euch auch Teil drei vorlegen. Teil drei meiner kleinen, unnötigen Sammlung beschäftigt sich mit dem Thema Bewegung.

Hand hoch, wenn Ihr noch nie einen der folgenden heiteren Gedanken hattet, die durchaus schon in Feudalherren-Manier in meinem Hirn herumstolzierten:

„Klar kann ich das Stück Sahnetorte essen, der Spaziergang zur Konditorei ging ja fast eine halbe Stunde." (Eine halbe Stunde spazieren verbraucht, glaube ich, max. 150 Kalorien. Ein Stück Sahnetorte hat … 350, oder?)

„Der Burger heute Abend ist drin, schließlich habe ich vorhin die Treppen benutzt und nicht den Fahrstuhl." (Das rechne ich nicht vor, es ist deprimierend.)

„Schwimmen verbraucht ja irre Kalorien, also geht das mit den Pommes, völlig klar." (Dass schwimmen etwas anderes ist, als von Beckenrand zu Beckenrand planschen, ignoriere zumindest ich ganz gern.)

Die Liste ist endlos, und sie wird durch Ergänzung nicht besser. Nix gegen Sport. Sport ist prima. Wir sollten alle mehr Sport machen. Das Problem ist: Man muss ziemlich viel und ziemlich oft Sport machen, um ohne Änderung der Ernährung und ausschließlich durch Sport abzunehmen.

Wir erinnern uns: Um ein Kilo abzunehmen, muss man ja so ungefähr 7.000 Kalorien einsparen. Eine Stunde joggen verbraucht (wenn man diesem Internet glauben darf) je nachdem, wie schnell man läuft und wie viel man wiegt, zwischen 500 und 1.000 Kalorien. Aber hallo?! Eine Stunde joggen? Mach das erst mal!

Zumindest ich war in meinen harten Zeiten erschreckend schnell bereit, auch nur minimale Bewegung sofort in Rechtfertigung für die nächste Mahlzeit zu übersetzen - und werft mir nicht die Worte „Seeluft“ oder „Bergluft“ vor die Füße. Viel von dem, was ich früher als „Bewegung“ oder gar „Sport“ etikettiert habe, kann man mit viel gutem Willen als Kinderturnen durchgehen lassen.

Noch viel lustiger wird es allerdings, wenn man anfängt, das Kinderturnen als Argument für eine Zunahme an den Pippi-Langstrumpf-Zöpfchen heranzuziehen: „Was, ich habe 200 g zugenommen? Ach, klar, ich war ja dreimal spazieren, das wird wohl Muskelzuwachs sein.“

MannMannMann.

Klar, wird wohl der Muskelzuwachs sein und nicht die Sahnetorte mit Pommes. Eine Tafel Ritter-Sport-Schokolade essen, ist doch auch irgendwie Sport, oder?

Habt’s fein.

Blöde Ideen: Zusammenreißen

Morgens, Ihr Besten aller schönsten Nizza-Salat-Meisterinnen, heute holt Claire die großen Keulen raus. Also tunkt schnell noch mal das hartgekochte Ei in Euren schwarzen Kaffee. Ich sitze auf dem Balkon, die Vögel zwitschern als gäbe es kein Morgen, und direkt über uns stehen dicke, strahlend-weiße Wattewolken, die nichts anderes zu tun haben als fotogen zu sein und das Instagramer-Herz zu erfreuen.

Tante Claire glaubt nicht an Disziplin. Punkt. Aber weil ich ein Kumpel bin, sag ich auch, warum: Wenn ich hier so durch die Community scrolle, dann fällt mir immer wieder auf, wie viele von uns Unglaubliches leisten jeden Tag: Schichtdienst, schwer kranke oder sehr kleine Kinder, Schwiegerdrachen. Vorgesetzte mit der emotionalen Reife einer Frühlingszwiebel. Partnerschaften, die mehr einem Survival-Trip als einem Honeymoon gleichen. So weit, so unschön.

Wer in solchen Phasen beschließt: „Ich nehme jetzt mal 10/30/50 Kilo ab“, wird das niemals mit Disziplin schaffen, sondern nur mit Geduld und viel Zeit. Die Disziplin braucht frau ja schon dafür, die Frühlingszwiebel nicht zu zerrupfen und keine Ebay-Anzeige zu basteln und unter „Garantie abgelaufen, günstig abzugeben“ den Partner zu inserieren.

Für mich zumindest gibt es nur ein begrenztes Maß an Disziplin, das ich jeden Tag aufbringen kann. Alles darüber hinaus geht einfach nicht mehr. Es gibt einfach Phasen im Leben, in denen wir unsere komplette Disziplin dafür brauchen, morgens das Bett zu verlassen und nicht wieder mit einem lauten Heulen zu den Kuschelkissen zurückzukehren.

Disziplin ist toll, und jeder, der das in Unmengen zur Schau stellen kann, sichert sich meine uneingeschränkte Bewunderung.

Persönlich muss ich leider gestehen: Ich habe keine ernstzunehmende Disziplin. Den Wettbewerb um den Titel „faulster Sack zwischen hier und Kopenhagen“ konnte ich zwar noch nicht für mich entscheiden, aber ich bin gut dabei. Weil ich das wusste, habe ich das Abnehmen dieser zehn Kilo zu viel auch endlos vor mir hergeschoben und ernsthaft überlegt, ob ich nicht einfach mit der Ausrede: „Ich bin jetzt Ü40, den Aufwand ist es mir nicht wert!", akzeptiere, dass ich kontinuierlich dicker werde und mich in einer „Mode für starke Frauen"-Boutique einmiete.

Seit 2015 gurke ich hier als Wiederholungstäterin mit größeren Abständen herum. Erst zehn Kilo erfolgreich abgenommen, abgemeldet, fünf Kilo wieder zugenommen, vor einem Jahr der zweite Anlauf - und jetzt soll es länger halten.

Wer meine Postings seit längerem liest, weiß, dass mein Ziel ist, die Gewohnheiten in meinem Alltag dauerhaft so umzugestalten, dass ich mein Gewicht längerfristig halten kann (und vielleicht sogar noch die letzten anderthalb Kilo abnehme, wer weiß?). Schnell interessiert mich nicht. Nachhaltig hätte ich gern.

Natürlich träume ich von einem Schalter von „Moppel" auf „Size-Zero-Sporty-Spice", den man einmal umlegt und feddisch. Wer diesen Schalter findet, möge ihn bitte gegen Finderlohn bei mir abgeben. Ich hätte da noch zwei Blusen in 44, die einen neuen Besitzer suchen.

Wenn du aufhörst mit koksen oder saufen, hast du einen entscheidenden Vorteil: Man kann bis zum Lebensende auf beides verzichten, und alles ist schick.

Probier das mal mit Essen: „So, mit dem Thema bin ich durch. Ab heute bin ich Nahrungsmittel-abstinent." Unser Problem bei allen wie auch immer zarten Anfängen von Essstörungen ist ja: Wir werden immer essen müssen. Jeden Tag unseres Lebens.

Da kann dann nach dem Erreichen unseres Zielgewicht-Happyends immer mal wieder eine Phase auftauchen, in der wir unsere ganze Disziplin dafür brauchen, aus der S-Bahn auszusteigen, wenn unsere Station gekommen ist - und nicht einfach bis zum Flughafen weiterzufahren und ein One-Way-Ticket in die Südsee zu kaufen. Das sind die Phasen, in denen der Verkäufer beim Laugenstangendealer plötzlich aussieht wie

Zac Efron.

Mit Disziplin schafft man es vielleicht, drei Monate jeden Tag Schlotzplörre aus der Apotheke zu trinken. In diesen schwarzen Phasen, wo an jedem zweiten Supermarktregal das Schild „Rückfall“ klebt, hilft meines Erachtens nur das, was ich „gute Gewohnheiten“ nenne, um nicht wieder zehn Kilo zuzunehmen. Gute Gewohnheiten und Geduld. Und nochmal Geduld. Ach ja, und dann noch Geduld.

Habt’s fein!

Blöde Ideen: Der Arschtritt

Guten Tag, Ihr alle,
wenn bei Euch „Arschtritte" funktionieren, lest schnell weiter, Ihr faulen, fetten Säcke, und bildet Euch nicht ein, Ihr kommt mit Eurem Rumgelunger in der App weiter. Los, los! Schnell! 20 Liegestütze, oder wollt Ihr das ewig dicke Kind im Turnunterricht bleiben, das unten am Seil hängt, nicht hochkommt und dessentwegen das Seil reißt? Nee? Na, dann flux, weg mit Dir, Du Mopsgesicht!

Ihr anderen, bezaubernden Kuschelmäuschen: Sitzen bleiben. Ich habe noch einen Mythos über's Abnehmen, mit dem ich heute abrechnen will: der Arschtritt.

Wenn mit mir jemand so sprechen würde wie da oben, würde ich ihm sehr, sehr zügig aus drei Zentimeter Nähe in die Augen blicken und unmissverständlich klar machen, dass er so vielleicht mit seinem Schrank sprechen kann, aber nicht mit mir.

Apropos, Fetti, wenn das Gemecker Dir so wahnsinnig hilft, wieso hängst Du mit Deinem Doppelkinn noch hier rum, um mir zu sagen, dass Arschtritte Dir aber ganz toll helfen, anstatt diese 20 Liegestütze zu machen!? Hau endlich ab, und beweg Deinen dicken Hintern, ej.

Zurück zu Euch, Schnuppelhäschen: Ich glaube im Gegenteil genau diese lieblose, respektlose Behandlung ist der Anfang allen Übels und nicht das Ende.

Eine Bekannte von mir (1,80 knappe 75 Kilo) war in Ihrer Jugend ein vielversprechendes Schwimmtalent. Ihre Trainerin schrie Ihr gerne zu, sie liege im Wasser wie ein fettes Nilpferd. Zum großen Erstaunen schwamm sie zwar schneller, entwickelte aber auch eine feine Magersucht. Lag vielleicht nicht nur an der Trainerin, aber sagen wir so: Mit diesen kreativen Kommentaren legte sie die Kirsche auf's emotional gestörte Sahnetörtchen.

Hömma, Wurstbudenolli! Du bist ja immer noch hier! Verfatz Dich und Deine 120 Tonnen Lebendgewicht und mach gleich noch 20 Hampelmänner nach den Liegestützen! Ich glaub', es hackt!

Uff, meine Zuckerschnecken, ich musste grad „Beschimpfungen für dicke Menschen" googeln, weil mir keine mehr einfielen. „Wurstbudenolli" war die Schönste.

Im Grunde möchte ich niemanden hindern, in seinem Kopf so abfällig wie möglich mit sich selbst zu sprechen. Oder … ganz ehrlich? Eigentlich doch. Ist diese Form von übersteigerten Erwartungen an uns selbst und diese Respektlosigkeit nicht eine weitere Spielart des nicht enden wollenden Selbsthasses? Und ist nicht dieser Selbsthass Anfangs- und Endknöpfchen von Fressattacken? Eignet sich nicht Essen ganz hervorragend, um dieser inneren Meckerstimme erfolgreich das Maul zu stopfen und Ihr andererseits gleich auch noch Feuer zu geben für die nächste Attacke?

Wenn im Kopf dieses „Du müsstest, du solltest, warum hast du nicht, du Versager!" in einer Endlosschleife quäkt, dann lauert doch dieses „Jetzt isses auch egal!" gleich um die Ecke mit einer Tüte Gummibärchen in Käsesahnesoße. Wie schön kann man dann in das „Du bist ein Versager!" einstimmen und sich in jedes Ohr einen Riegel Kinderschokolade stecken. „Genau, ich bin ein Versager, dann muss ich mir auch keine Mühe geben und kann gleich weiterfressen!"

Rückfall, ahoi! Vorteil ist: eine Portion Scham mit noch mehr Selbsthass gibt es umsonst als Nachtisch dazu!

Mehr als ein Arschtritt helfen mir ab und an die Fragen:

„Ok, Clairchen, was kriegen wir heute gewuppt? Was stellt der Tag heute für Anforderungen? Was ist heute eine gesunde und leckere Wahl zum Frühstück/Mittag/Abend?"

Ihr merkt schon, ich bin ein Fan von: „Ein Tag nach dem anderen!" Babystepps und so.

Das Leben zeigt mir schon manchmal von ganz alleine, was ich alles noch nicht kann und beschimpft mich. Brauche ich wirklich noch ein weiteres, imaginäres Messer, das ich mir selbst an meine emotionale Kehle halte? Claires Antwort dazu: „Nee, kein Bock!“

Darum, Ihr Lieben: Habt’s fein.

Ach, und Du, Specki-Mampftonne, das gilt nicht für Dich: Wage es ja nicht, hier irgendwas zu posten! Posten kannste erst, wenn Du einen BMI von 17 hast! MannMannMann.
Soderle.

PS: Für die Sheldon Coopers: Wenn Du unsicher bist, ob Du jetzt beleidigt sein solltest: schnell vorher noch „Zynismus“ googeln.

Habt’s fein!

KAPITEL 2

Von der Süße des Lebens

Guten Morgen, Ihr Zuckersüßen aller Herzbesten,
ich geb's zu, heute Morgen begann traumhaft: Nach einer Nacht tiefen und erholsamen Schlafs, in der ich wieder mal von Popsuckets träumte (fragt nicht), bekam ich schon lustige und rührende Nachrichten von lieben Menschen, bevor ich wach war. Die Sonne küsste mich sanft auf die Stirn, als ich das Fenster öffnete, und mein Tee schmeckt gerade ausgezeichnet. Wenn ich schon wach genug wäre und nicht ein chronisches Resting-Bitch-Face hätte, ich würde lächeln.

Ehe Ihr jetzt den erhobenen Zeigefinger zum Kampfblättern zuckt, damit Ihr Euch dieses Luxusgeblubber nicht anhören müsst, kurz mal die Luft anhalten und zu den Ohren wieder herauslassen. Mein Alltag sah jahrelang ziemlich anders aus als heute früh.

In den letzten Jahrzehnten meines Erwachsenen-Daseins bin ich auch mal gern ein paar Stunden vor dem Weckerklingeln atemlos von Albträumen erwacht und musste lange überlegen, wie ich am besten aufstehe, ohne vor Schmerzen die Bude zusammenzubrüllen. Beim Zähneputzen fragte ich mich ernsthaft, woher ich die Kraft und die Nerven holen sollte, um bis zum Tagesende durchzuhalten.

Meine hervorragenden Ideen umfassten z.B. das Setzen eines Zugangs, um Schokocroissants mit Nutella gleich intravenös zu mir zu nehmen, damit ich durch einen weiteren unschönen Tag komme. Nein, das ist nix Besonderes. Solche Phasen haben wir alle. Das Schlimme ist: Du kannst als Frau kaum die 40 knacken, ohne auf mindestens eine richtig miese Lebensphase zurückzublicken. Für manche von uns beginnt diese Phase mit einer ätzenden Kindheit und geht dann nahtlos weiter mit einer kaputten Partnerschaft.

Selbst bei einer Nutella-Standleitung direkt in den Magen … es ist schwierig, nicht zu verbittern in solchen Phasen. Unglaublich schwierig.

Die Versuchung ist riesig, die Süße des Lebens zurückzuholen, in dem man - puh - Ausschau hält nach Menschen, die auch irgendwas in Ihrem Leben nicht gebacken bekommen und sich noch blöder anstellen als man selbst. Manche Fernsehsender haben Ihr ganzes Programm darauf aufgebaut.

Nun brauchen wir nicht notgedrungen solche Fernsehsender, um uns permanent aufzuzählen, wer in unserem Umfeld sein Leben noch weniger im Griff hat als wir und wer noch blödere Entscheidungen trifft. Kann man durchaus machen. Das ganze Internet ist voll von Menschen, die andere darauf hinweisen, was mit ihnen alles schon mal nicht stimmt. Klasse.

Nach meiner Erfahrung führt das zu noch mehr Verbitterung, und Verbitterung führt zum Appetit auf Süßes. Falls Ihr Euch mal wieder ein Tattoo machen lassen wollt, das wäre ein schöner Spruch: „Verbitterung macht Appetit auf Süßes!"

Gern hier noch mal auf Englisch „Bitterness makes you eat the second cupcake."

Oder auf Italienisch: „L'amarezza nel cuore ti fa bramare il cornetto alla crema."

Oder in Berlin: „Hackfressen-Laune? Ach, halt doch einfach mal die Schnauze, ej!" Wir haben es nicht so mit süßen Teilchen – oder Worten.

Rückblickend denke ich, so schwierig es ist: Manchmal hilft nur aussitzen und abwarten, dass andere Zeiten kommen. Vielleicht nicht unbedingt Bessere, aber manchmal weniger Schlimme. Weil ich beides kenne, feiere ich die Phasen, in denen es gut läuft. Es ist keine Selbstverständlichkeit. Morgen falle ich vielleicht wieder vom Stuhl und hab nicht so viel Glück wie letztes Mal, da werde ich heute alles, was gut und schön und rein ist, mit ganzem Herzen genießen.

Das gilt im Übrigen auch für meine Freunde: Wenn es bei denen richtig gut läuft, freue ich mich aus ganzem Herzen für sie mit, denn ich war auch in den Zeiten dabei, als Ihr Leben zerbrochen ist, und ich mit ihnen die Scherben aufgesammelt habe.

Btw. Popsuckets sind diese Gadgets, die man hinten als Halter ans Handy pappen kann, unglaublich praktisch. Sockpuppets sind Sockenpuppen. Also so ähnlich, nur völlig anders.

Habt's fein.

Der Ursprung der Verpimpelung

Macht mal Platz da, liebste Abnehmeretten! Ich hab' meinen Traummann gefunden! Buddha-Ken! Es gibt ihn! Endlich. Meine Mutter wird so glücklich sein: endlich der perfekte Mann für Ihre Tochter. Und er hat einen man-bun! Na ja, Ken mit Glatze? Geht ja gar nicht!

Ok, im Ernst: Nein, ich habe mich nicht bei Parship angemeldet. Wobei - wusstet Ihr, dass zum Jahresbeginn nicht nur in Sportstudios und bei Abnehmportalen und natürlich bei den ganzen Partnerschaftsportalen die Anmeldezahlen hochschießen, sondern auch auf Fremdgeh-Portalen? Gruselig, gell? Ich dachte immer, es stünde unter dem Motto „Neuanfang", aber wie's scheint, geht es um „Irgendwas soll anders sein, aber im Grunde will ich gar nichts ändern" - das alte, gute „Wasch mich, aber um Gottes Willen, was ist dieses nasse Zeug - nimm das weg! Das ist ja Wasser! SAG MAL WILLST DU MICH UMBRINGEN?!"-Prinzip.

Ihr kennt das:

„Ich möchte abnehmen."

„Na, dann pack mal den Schokoriegel aus der Hand."

„Da iff kein Fokkofiegel in meiner Hampf."

Elizabeth Gilbert (die Autorin, die „Eat, Pray, Love" geschrieben hat) fragte mal in einem ihrer FB-Posts „What are you willing to give up in order to become who you need to be?" Auf Claire-Deutsch: „Was bist zu bereit aufzugeben, um der Mensch zu werden, der Du wirklich sein willst?". Die Frage beschäftigt mich immer wieder enorm. Ich habe lange drüber nachgedacht, und es hier auch schon 100 Mal geschrieben: Es geht natürlich um das Verhältnis zu Essen. Ganz klar.

Mir wurde in den letzten Wochen noch mal deutlicher, dass Essen bei uns in der Familie eine Riesenrolle gespielt hat, immer. Meine Freundin Ayse Tuncöz schreibt in Ihrem Buch „Türkisch. Leicht. Lecker." von der türkischen Gastfreundschaft, wo man die Nachbarn zum Essen bitten, wenn sie zufällig vorbeikommen. Nach diesen Standards stammt Familie Mond wohl auch aus der Türkei. Nein, tun wir nicht, aber ein Teil der Familie kommt aus Osteuropa, und da war es - vor allem auf dem Land - nicht viel anders als bei Ayse: Der Gast und alle, die man liebt, werden mit Essen zugestopft. Man gibt sich wahnsinnig viel Mühe, denen, die man liebt, etwas Besonderes zu kochen.

Als eine meiner Großmütter starb, war ich noch ziemlich klein. Kurz nach Ihrem Tod war ich mit meinem Großvater und meinem Vater unterwegs, und wir machten einen Abstecher in ihren Vorratskeller: Da hatte Oma Einweck-Gläser mit vorgekochtem Essen - regaleweise! - gehortet: Gulasch, Klopse, Kohlrouladen, eingekochtes Obst, Gemüse ... Alles mit Etiketten versehen „Haltbar bis 30.04.1978“ und so. Sie hatte vor ihrem Tod auf Jahre hinaus vorgekocht. Der absolute Wahnsinn. Ich weiß nicht, wie viele Jahre mein Opa sich von diesen Einweckgläsern ernährt hat; ich vermute aber, das Auftauchen seiner neuen Freundin hatte damit zu tun, dass der Vorrat sich irgendwann dem Ende neigte.

Mein Vater hat das Erbe seiner Mutter würdig angetreten und jedes Wochenende für die ganze Familie Fleischberge gekocht: riesige Braten und Gemüse. Regelmäßig wurden neue Rezepte ausprobiert, Kochbücher durchforstet und experimentiert. Es gab die französische Phase (Lammbraten mit drei Knollen Knoblauch, Hurra! Die Nachbarn haben uns das nie verziehen), die griechische Phase (noch mehr Knoblauch! Und endlich auch wieder Lamm!) und - wie sollte es sein - immer wieder italienisch (überraschenderweise Knoblauch und irgendwie tatsächlich auch wieder Lamm). Mein Vater war glücklich, wenn er kochte. Er saß gemütlich in der Küche und schnippelte und briet und würzte und war zutiefst zufrieden mit sich und der Welt. Wir als Kinder mussten natürlich helfen, aber es war eine heitere und fröhliche Stimmung. Essen wurde genossen und zelebriert. Es waren die harmonischsten Momente in meiner Familie, die ich mit Essen verbinde. Rückblickend würde ich auch sagen: Der kulinarische Standard bei uns war ziemlich hoch. Zu hoch. Ich wuchs als ein kulinarisch völlig verpimpeltes Kind auf.

Stulle mit Brot? Ging gar nicht. Ich entsinne mich, dass ich bisweilen hätte in Tränen ausbrechen können, wenn es nichts „Anständiges“ gab. Anständig war natürlich nur warmes Essen und am besten ein vollständiges Gericht.

Was ich später am Erwachsen-Werden so liebte, war die Freiheit, kochen zu können, was ich gerade möchte. Also habe ich losgelegt wie bei „Kevin allein zuhause“ - völlig unbeaufsichtigt und jede Mahlzeit überkandidelt: Königsberger Klopse? Die kann man mit Weißwein, Sahne und Crème fraîche noch viel besser zubereiten als nur mit einer lächerlichen Mehlschwitze mit Brühe! Überhaupt: Crème fraîche! Mit der geht alles besser. Genau wie mit Käse. Ihr wisst, was die drei romantischsten Worte der deutschen Sprache sind? „Wir überbacken das.“

Tja, und ... Wenn man eben wirklich was ändern will, wenn man wirklich weiterkommen will, dann ist die Antwort auf Mrs. Gilberts Frage da oben: „Mein völlig überkandideltes Verhältnis zum Essen.“ Essen ist nicht Liebe oder Nähe. Auch, wenn es sich bisweilen so anfühlt. Es ist nur Essen.

Ja, das sagt sich so einfach, was? Ich grüße Euch herzlich. Und jetzt gucke ich, was der Buddha-Ken bei Amazon kostet.

Habt’s fein!

James Smoothie

Morgens, Ihr liebsten Herzbesten, setzt Euch hin, wir müssen reden.
Ja, über Essen.
Ja, über unser Lieblingsthema „Abnehmen".
Hallo? Nimmst Du den Zeigefinger weg und hörst auf, wegzublättern?! Sach mal!

Was mich heute Morgen begeistert, ist, mit welchem Elan und welcher Energie wir an manchen Lebensmitteln festhalten und sie verteidigen. Kommt jemand vorbei und sagt: „Äh, mal ne Frage, du wolltest doch eigentlich abnehmen. Wieso hast du dir dann gerade eine Käseplatte aus dem Kühlregal gekauft, die 400 g wiegt, fünf Käsesorten hat und in drei Tagen nach dem Öffnen schlecht wird? Machst du ne Party? Hast du Gäste? Nee? Was willst du damit?"

Als ob ein Löwe unsere Brut bedroht, kommt unsere Kampfantwort: „Das geht dich gar nichts an, ich bin jeden Tag fast 40.000 Schritte gelaufen (außer Montag und Freitag, ach ja und Mittwoch auch nicht), und ich esse ja jetzt jeden Tag zum Frühstück Haferflocken."

Äh, ja. Ok. Wenn jemand mit dieser französischen Käseplatte pro Woche Gewicht abnähme, dann würde ich ja heute auch meine Klappe halten. Dann gäbe es aber auch eine „Käseplatten-Diät"; btw. das hätte sich rumgesprochen, da bin ich sicher. Wenn dann aber am Ende der Woche beim Wiegetag der Ausruf kommt: „Äh, wieso sind da 300 g mehr und nicht 500 g weniger.", dann bin ich geneigt, mich wie ein Sumoringer draufzuschmeißen und „Käseplatte!" zu kreischen. Na ja, vielleicht nicht wie ein Sumoringer, dazu fehlen mir akut 100 Kilo.

Das Schöne ist ja, dass wir mit dieser 300-Gramm-Zunahme eher geneigt sind, zu glauben, dass wir von den 40.000 Schritten (die wir eigentlich, wenn wir ganz ehrlich sind, nur am Montag geschafft haben) inzwischen 500 g neue Muskeln aufgebaut haben und vermutlich doch 200 g abgenommen haben. Hach.

Wäre doch schön, oder? Ja, das ist leider Selbstverarsche. Die Fähigkeit des Menschen, sich selbst anzulügen ist größer als die, alle anderen anzulügen. Gestern stand ich vor dieser legendären Käseplatte. Klar hätte ich die gern gekauft. Aber - Fun Fact - wenn ich die kaufe, werde ich sie auch essen. More Fun Fact: Wenn ich Käseplatte esse, will ich auch Baguette dazu haben und eigentlich, wenn wir mal ganz ehrlich sind: auch Butter. Wenn ich nicht absurde Kopfschmerzen davon bekäme: auch ein Glas Rotwein.

Nebenbei bemerkt: Neulich bei diesem lustigen Klassentreffen konnte man am Haut- bzw. Faltenzustand prima sehen, wer die Raucher sind, wer regelmäßig Alkohol trinkt und wer den Sonnenbädern nicht widerstehen kann. Unsere Lebensweise zeigt sich eben früher oder später - nicht nur im Schlank- oder Dicksein.

Wenn ich also wirklich ehrlich zu mir bin, dann ist diese Käseplatte nicht „mal ein kleiner Genuss“ oder ein besonderes Wochenextra, sondern eine schriftliche Einladung zu einem mehrtägigen Rückfall. Kann man machen. Muss man aber nicht.

Ein kleines Stück Käse ist Genuss. 400 g Käse sind bei mir ein Rückfall. Deswegen bin ich auch so irre stolz auf die Lasagnesuppen-Taktik: Hat den Geschmack von Lasagne und gilt bei mir inzwischen als Comfort-food, hat aber nur zwei Esslöffel Parmesan - und nicht wie mein Lasagnerezept aus meinen harten Zeiten: in jeder dicken Bechamelschicht auch eine Lage mittelalter Goudascheiben. Erwähnte ich meine Käsesucht schon? Nicht?

Zum Ausgleich habe ich mir eine sinnlos überteuerte italienische Gewürzmischung angeschafft. Ziemlich kostenintensiv, aber wirklich extrem lecker. Die massiven Käsemengen damals waren übrigens deutlich teurer.

Als ich gestern nach Hause kam, war meine vorgekochte Lasagnesuppe übrigens aufgegessen. Das Kind und ihr Besuch hatten die für würdig empfunden und mal eben eingeatmet. Obwohl sie zu 50% aus Gemüse besteht, was ja bekanntermaßen reines Gift für Pubertierende sein soll, nach deren Aussage jedenfalls. Sei „völlig ok“ gewesen. Ach.

So traurig es ist, wenn ich mein Gewicht halten will, dann geht das mit dem Käse nur in abgezählter, abgewogener, aufgeschriebener Menge. Wenn ich meine Waage ignoriere, ist ja Gott sei Dank meine Haut so freundlich und erinnert mich umgehend, dass die Käsemenge zu groß ist, indem ich innerhalb von zwei Stunden nach dem Verzehr interessante Hautreaktionen bekomme. Nach 30 Mal Testen hab auch ich das jetzt begriffen. Meine Ärztin hat das schon vor zwei Jahren zu mir gesagt, aber: Was weiß denn die?

Für jeden von uns wird es so ein paar unverzichtbare Liebesbeziehungen zu bestimmten Lebensmitteln geben, für die wir eine Liste mit wichtigen Argumenten haben, warum wir sie essen dürfen, warum sie gesund sind und warum sie unverzichtbar sind, sie aber leider zwischen uns und dem Abnehmen stehen.

Setz Dich doch mal hin, schreib die Liste auf. Am Ende tausch den Namen Deines Lebensmittels (Käse) durch ein Lebensmittel, das auch ungesund und kalorienhaltig ist, aus dem Du Dir aber nichts machst (Gummibärchen), und dann lies sie Dir selber laut vor ohne zu lachen.

Ja, es ist ein Abschied, und ja, der ist nicht so leicht, aber - warum soll eigentlich immer alles leicht sein?

Würdest Du Dir einen James-Bond-Film angucken, der darin besteht, dass James Bond mit dem Hollandrad zum aktuellen Bösewicht fährt, höflich an der Tür klingelt und sagt: „Hey, ich find das irgendwie uncool von dir, dass du den Planeten in die Luft jagen willst. Ich verstehe, dass du total viele schlechte Gefühle in deinem Herzen hast, komm ich drück dich mal.“ Und der Bösewicht sagt: „Ja, äh, irgendwie voll doof von mir, dann mach ich das eben nicht. Willst du reinkommen und einen Grünkohl-Smoothie mit mir trinken?“, worauf James Bond sagt: „Ej, das ist super süß von dir! Ich habe meine Yoga-Matte mit, dann können wir vorher noch ein bisschen stretchen.“

Das hier ist unsere zu überwindende Schwierigkeit, und wir

müssen unser eigener Superheld sein. Ihr könnt ja schon mal überlegen, wer Euch in der Verfilmung Eures Lebens spielen soll. Bei mir steht ja Nora Tschirner ganz oben auf der Liste!

Habt's fein, Ihr Lieben.

Lecker schmecken

Ihr Liebsten aller Herzbesten!
Willkommen zu unserer kleinen Meditationsreihe „Ich will abnehmen, aber jeden Morgen zum Frühstück ein halbes Glas Nutella trinken - geht das?“ Teil 1.

Die Antwort ist: Grundsätzlich ja, wenn Du den Rest des Tages nur noch an Salatblättern riechst oder beschließt, dass Zunehmen das neue Abnehmen ist. Also gut, worum geht's? An manchen Tagen schwimme ich geradezu in einer „Wasch mich, aber mach mich nicht - Mooooment, was ist das? Mach das weg, das ist doch Wasser! Soll ich etwa ...?! Wie? Und was soll die Seife hier! Mama!!“-Stimmung. Ihr kennt das.

Wir wollen Kleidergröße 36, aber jeden Morgen ein Croissant mit Milchkaffee. Weil das lecker schmeckt. Vielleicht noch ein bisschen Nutella auf dem Croissant, weil das auch lecker schmeckt. Im Zweifelsfall kann man nicht so schnell „Einditschen“ auf vogtländisch sagen, wie jemand um die Ecke kommt und einem vorrechnet, wie viel Fett im Croissant ist, und das Milch ebenfalls dick macht.

Milch? Das ist doch Babynahrung, und Babys sind klein! Das weiß doch jeder! Ja, schön wär's.

Als ich das erste Mal eine Abnehm-App genutzt habe, war eine meiner schmerzlichsten Erkenntnisse, dass Milch von diesen bösartigen, hinterhältigen Kühen seit Jahrhunderten dazu benutzt wird, um aus kleinen, süßen, zarten Kälbchen riesige Kuhmonster zu machen. Weil Milch eben extrem nahrhaft ist - selbst, wenn „fettarm“ draufsteht. Der Milchzucker, das Eiweiß, das Fett ... das sind gleich drei böse Überraschungen auf einmal!

Grundsätzlich ist es übrigens ebenfalls möglich, den Kaffee schwarz zu trinken. Kaffee ohne Milch trinken zu müssen, ist in den seltensten Fällen eine echte Todesursache, und es verstößt auch nicht gegen die Genfer Konvention. „Aber es schmeckt mir nicht so lecker!“, wird jetzt der ein oder andere sagen.

Hach, ja. Ich wünschte, ich wüsste nicht, was dieser Satz bedeutet. Es schmeckt mir nicht so lecker. Mit dem Satz habe ich über Monate jede noch so dämliche Nahrungsentscheidung gerechtfertigt. Und zehn Kilo zugenommen. Latte macchiato mit vollfetter Milch? Lecker-Schmecker! Klasse!

Espresso macchiato mit fettarmer Milch? Kaffee schwarz? „Ich muss steeeerben! Mein Leben endet!" Gern warf ich mich dann mit diesen Worten quer über eine Chaiselongue oder drückte den Handrücken theatralisch gegen meine Stirn. Dass die Chaiselongue irgendwann ganz schön unter mir knirschte, habe ich geflissentlich ignoriert.

Manchmal frage ich mich: Was hat mich eigentlich glauben lassen, dass immer alles, was ich zu mir nehme, superlecker sein muss? Dass auch nur der leiseste Verzicht und ein „zweitklassiges" Nahrungsmittel eine Majestätsbeleidigung ist?

Wieso habe ich an manchen Lebensmitteln und Gewohnheiten so festgehalten, als ob sie der letzte Zug aus einer brennenden Stadt wären? Wieso habe ich mich in puncto Essen wie ein verwöhntes fünfjähriges Kind an seinem Kindergeburtstag aufgeführt, wenn die geforderte dreistöckige Schokocremetorte sich als schlichter Marmorkuchen herausstellt?

„Es schmeckt mir nicht lecker!" Na und? Dann schmeckt eben mal etwas nicht so super lecker. Geht die Welt nicht von unter. Wenn wir ernsthaft glauben, unsere Welt geht unter, weil wir die Butter weglassen müssen, nicht mehr jeden Tag Kuchen essen können oder ab und an mal den Kaffee schwarz trinken sollen, dann müssen wir uns mal sehr ruhig die Frage stellen, was in unserem Leben derart zu kurz kommt, dass wir einen weiteren Verlust nicht hinnehmen können.

Müssen wir schon an vielen anderen Fronten verzichten? Fehlen uns die Süße und die Leichtigkeit des Lebens? Sind wir derart am Limit oder traumatisiert, dass dieser Verzicht unsere Stabilität wie ein Kartenhaus einstürzen lässt? Oder … sind wir vielleicht einfach vom langen, fetten Leben verwöhnt?

Ihr erinnert Euch an unseren Freund James-Prinzessin-aufdem-Eiweißshake-Bond? Der in eine Bar geht und erfährt, dass sein Martini heute mal nicht geschüttelt, sondern gerührt wurde und sich heulend auf den Boden wirft: „Nee, das schmeckt mir aber nicht lecker. Das ist voll doof. Ich mach nicht mit, wenn mein Martini gerührt ist!"

Erstaunlich unsexy, oder? Meine Erfahrung ist:

- Ja, die Umstellung ist mühselig, aber machbar.
- Ja, ab und an verzichtet man, aber meist ist es weniger schlimm als befürchtet.
- Und ja, man gewöhnt sich um.

Der Geschmack passt sich nach und nach an. Plötzlich ist einem die Nußnougatcreme, die Torte oder die Limonade zu süß. Plötzlich sind einem die Pommes oder die Buttersoße zu fettig. Plötzlich schafft man nur doch die halbe Portion „Lecker-Schmecker" und sehnt sich plötzlich nach Salat. Wirklich wahr.

Habt's fein!

Adulting oder Bullerbü

Morgens, Ihr Besten aller herzliebsten Freundinnen der leichten Kost.

Muss ich eigentlich meine eigene Realität akzeptieren, wenn ich doch gar keinen Bock drauf habe? An manchen Tagen wäre mir doch sehr nach Bullerbü. Wenn der Himmel knusprig blau strahlt, dann möchte ich draußen mit Freunden im Wald rumspringen, Erdbeeren oder Heidelbeeren pflücken, Höhlen bauen oder im See planschen. Das Problem fängt schon an dem Punkt an, dass meine Freunde alle mindestens so viel arbeiten wie ich und behaupten, sie hätten keine Zeit, Montag früh im Wald rumzulungern. Spielverderber.

Meine Nichten würden sich jetzt vor Lachen auf die Schenkel schlagen und sagen: „Tante Claire, wann warst du das letzte Mal in einem See planschen? Du bist doch immer die, die den riesigen Picknickkorb bewacht und sich keinen Zentimeter von der Decke bewegt.“ Ups.

Es geht ja auch nicht um das echte Bullerbü, es geht ums Erwachsensein. Neuerdings auch „Adulting“ genannt. Bullerbü bedeutet: Es gibt Taschengeld und kein Finanzamt, man muss ab und zu den Müll rausbringen, aber die Einkäufe nicht bezahlen, und zu den Mahlzeiten ruft Mama einen zum Essen rein.

Dieses Adulting ist bisweilen erschreckend mühselig. Adulting ist, wenn man seine Realität akzeptiert und verantwortungsvolle Entscheidungen trifft. Auch beim Essen. Heute früh z.B. als ich müde und übellaunig am Bahnhof erst bei diesem Laugenstangen-Dealer und dann bei dem Croissant-Shop vorbeigelaufen bin. Links gab es Kohlenhydrate in salzig (yeah!), rechts Kohlenhydrate in süß (lecker!!). Früher, in den Zeiten, als ich bei jedem Blick auf die Waage in Tränen hätte ausbrechen können, wäre ich erst links und dann rechts vorbei und hätte mir „was gegönnt“. Heute sehe ich die Läden, denke an mein Müsli, das Obst und den Jogurt in meiner Tasche und laufe mit einem Schulterzucken vorbei. Verzicht? Vielleicht.

Vielleicht aber eher Loslassen. Die Idee loslassen, dass die schnelle Kohlenhydrate-Nummer eine prima Sache ist. Dass mein Leben ohne Kohlenhydrate mit Fett keinen Sinn macht. Das Aggressiv-und-beleidigt-um-mich-Beißen loslassen, wenn jemand freundlich nach dem Zusammenhang zwischen „zu viel Essen" einerseits und „Kleidergröße 44" andererseits fragte.

Stattdessen habe ich in dieser Lebensphase meine Realität akzeptiert, die da ist: Als unsportliche Drinnen-Sitzerin mit Ü40 brauche ich täglich deutlich weniger Kalorien, als ich damals zu mir genommen habe. Man kann wirklich nicht sagen, dass ich diese Realität elegant oder mit Würde akzeptiert habe. Melodramatisches Selbstmitleid kommt eher hin. Jammern und Fluchen war auch dabei. Die Realität war, dass ich mich ungesund ernährt habe. Auch das habe ich losgelassen. Natürlich verzichte ich auf ein paar Sachen:

- auf den Frust, in meinen Kleiderschrank zu gucken und jede Menge tolle Klamotten zu sehen, die zu eng und zu klein sind
- auf das turnusmäßige Shoppen von neuen Klamotten, weil wieder eine Größe nicht passt
- auf den Frust in der Umkleidekabine
- auf die Angst vor dem Blick in den Spiegel
- auf die Angst vorm Fotografiertwerden (ok, ich sehe immer noch bekloppt aus, aber das könnte am Fratzen-Schneiden liegen)
- auf das ewig schlechte Gewissen meinem Körper gegenüber, weil ich in der Tiefe meiner Seele natürlich wusste, dass ich mich falsch ernähre
- auf diverse Wehwehchen und gesundheitliche Beschwerden
- auf den Rückzug von Menschen, die mich länger nicht gesehen haben, weil ich mich in meiner Haut unwohl fühle und Angst habe, was die über mich denken

könnten (Ja, blöd. War aber so.)

- auf das Einkaufen von Unmengen Lebensmitteln und das Rauswerfen von Geld

Die Liste geht noch endlos weiter. Auf Genuss verzichte ich nicht. Aber mal ganz ehrlich? Das Croissant von dem Bahnhofsdealer, das schmeckt nach Plastik und ist wahrlich kein Genuss. Deswegen hält sich das mit dem Verzicht mal ganz ehrlich auch in Grenzen.

In den Sommerferien schnappe ich mir an einem Tag eine Freundin und gehe zu LeBrot, neuer französischer In-Bäcker, der nach Expertenmeinung das beste originalfranzösische Croissant der Stadt backen soll. Wir werden ein Schlenderchen machen, in der Sonne sitzen und uns über die Ferien freuen. Es wird etwas Besonderes sein.

Mein Müsli eben war übrigens hammermäßig lecker. Lecker Obst, lecker Haferflocken, lecker Jogurt. Und das Beste: Kein Suppenkoma, kein „jetzt brauche ich erst mal einen Kaffee“. Hat was, dieses Adulting. Ab und zu.

Habt’s fein.

Picknick

N'Abend Ihr herzbesten Freundinnen der rosablühenden Erdbeerpflanze.
Mein Post von gestern ging mir nach. Speziell die Sache mit dem Picknick-Korb. An anderer Stelle würde ich das nur ungern zugeben, aber ich habe den leisen Verdacht, dass ich mit meiner Macke nicht so ganz alleine bin:

Bei Ausflügen mit der Familie rücke ich in der Regel nicht nur mit einem Picknick-Korb, sondern auch mit einer ziemlich großen Kühltasche an. Darin stapeln sich Tupperdosen: aus echtem und Fake-Tupper, mit Klippverschluss und ohne.

„Hallo, mein Name ist Claire, und ich bin Vorratsdosensüchtig. Meinen letzten Rückfall hatte ich vor 6 Monaten und 3 Tagen. Obwohl mein Haushalt einen Vorratsdosen-Importstop hat. Seitdem bin ich aber clean. Ich habe allerdings neulich im Büro zwei leere Plastikdosen meines Kollegen in der Teeküche gefunden und in dem Glauben eingesteckt, sie gehörten mir. Inzwischen habe ich den Fehler bemerkt und beide Dosen zurückerstattet und mich entschuldigt."

Boh, ej.

Zurück zum Picknick. In diesen Döschen und Schälchen befinden sich üblicherweise kleine Tomaten, Kirschen, Nektarinen, Gurken, hartgekochte Eier oder kleine Eierküchlein, kleine Buletten, manchmal kleine, panierte Schnitzelchen, natürlich Senf und Ketchup, Käsewürfel, Mini-Kabanossi, und dann gibt es noch Brötchen und manchmal Wassermelone. Die Getränke habe ich noch nicht erwähnt, was?

Mehr Boh, ej.

Ja, *natürlich* gibt es an dem Badesee eine Pommesbude und eine Eisdiele. Es gibt sogar eine kleine Gastronomie. Man könnte mit einer Flasche Sonnenmilch und einer Flasche Wasser losfahren, 20 Euro mitnehmen und fertig. Nein, nicht so Claire, der kulinarische Wanderzirkus. Claire überlegt, ob sie nicht noch Mini-Quiche hätte machen sollen oder ein Spanferkel am Spieß mitnehmen könnte.

Tatsache ist: Das stresst mich enorm. Es stresst mich derart, dass ich in den letzten Jahren solche Ausflüge vermieden habe. Die Vorbereitung ist mir einfach zu viel geworden. Wann ist es passiert, dass aus „Wir fahren an den See und haben einen schönen Tag an der frischen Luft" eine Eventplanung wurde, die an eine britische Prinzenhochzeit grenzt? Wieso wurde für mich das Essen am See wichtiger als das Baden, Spielen oder Zusammensein? Es kommt mir so vor, als habe sich der Fokus immer mehr verschoben in den letzten Jahren.

Früher habe ich mal gern gekocht und hatte Freude daran, ich habe Freunde eingeladen, improvisiert und einfach Spaß gehabt. Wann wurde daraus die Idee, jede Einladung müsste eine Kurzversion des „Perfekten Dinners" sein? Mit dem ich sowieso nicht mithalten kann.

Zum einen: Ich kann nicht dekorieren, und ich kann Essen nicht so anrichten, dass es fotogen aussieht. Mit sehr viel Zeit und ausreichend teurer Kosmetik kann ich mein Gesicht so anrichten, dass es aussieht wie eine Frau in meinem Alter und das trotz Resting-Bitch-Face-Syndrome!!! Damit hat es sich mit meinen dekorativen Fähigkeiten auch schon erledigt.

Zum Zweiten: Die selbstgezwirbelte Dinkelmehl-Nudeln am Zwerg-Apfelschweinebäckchen mit Rosmarin-Jus auf flambiertem Pfirsicheis kann ich ohnehin nicht kochen.

Trotzdem: Dieser überkandidelte Umgang mit Essen hat irgendwann Besitz von mir ergriffen. Irgendwann war es keine Entscheidung mehr, sondern wurde fast zum Zwang. Auch dieses panische Festhalten „Picknick geht *nur* mit selbstgemachten Buletten! Und den guten Brötchen vom guten Bäcker!" Zumindest bei mir ging in der Phase, in der ich mir mein Übergewicht zugelegt habe, auch die Leichtigkeit im Umgang mit Essen verloren.

Gutes Beispiel war auch meine Kaffeesucht. In dieser Phase, als ich mal eben ratzifatzi zehn Kilo zugenommen habe, waren jeden Tag mehrere Latte macchiato üblich: ob zuhause, im Büro aus dem crazy-fancy Cappuccino-Automaten oder bei einem der coolen In-Coffeeshops bei uns in Berlin-Mitte, wo die Milch von glücklichen Biokühen stammt, der Kaffee von altkatholischen Bergnonnen handgepflückt wird, wo man ausschließlich in English ordern can and where they schmeiß you out of the place if you even dare to say the word „Gluten".

Mit dieser Methode kam ich locker auf einen halben Liter Milch am Tag: Das sind schon bei fettarmer Milch geschätzte 4780 Kalorien. Und was lässt Euch bitte ernsthaft glauben, ich habe damals fettarme Milch getrunken? Natürlich war ich der Überzeugung, dass ich mir das „gönnen" darf und dass ich das heute und gerade jetzt „verdient" habe.

Dass ich damit an meinen Körper schriftliche, goldumrandete Einladungen verschickt habe, doch bitte in Eile jede Menge Fettzellen anzusammeln, habe ich komplett ausgeblendet. Für mich war das eine revolutionäre Erkenntnis, dass nicht Schlimmes passiert, wenn ich a) weniger Kaffee trinke und b) die Milch im Kaffee weglasse. Weder sterbe ich, noch geht die Welt unter oder das Universum explodiert.

Ja, ich war auch erstaunt. Stattdessen nehme ich ab. Ach was. Guckst Du. Ihr Lieben, so weit für heute.

Habt's ganz fein.

PS: Resting-Bitch-Face bedeutet, dass man ein Gesicht hat, das im entspannten Ruhezustand, wenn man über nichts nachdenkt, von außen betrachtet aussieht wie ein unterzuckerter Serienmörder kurz vor dem Angriff. Bisschen schade. Aber ja: Ich habe eins. Willze machen?

„Wirst du jetzt magersüchtig?“

Guten Abend, liebe Freundinnen des gepflegten Kalorienzählens,
so langsam trödel ich mich wieder in meinen Kalorienrahmen. Ganz sonderbar, nach der Fresserei der Weihnachtsfeiertage bin ich jetzt einfach mal satt. Ej, Ihr glaubt es nicht: Ich spüre eine Art Bewegungsdrang. Was natürlich wie immer damit zu tun hat, dass ich einfach mal ein paar Tage frei habe. Wie sage ich immer? Eine Woche frei und ich habe Hobbys, zwei Wochen frei und ich krieg Lust auf Bewegung.

Seit Dienstag bin ich 31.400 Schritte gelaufen. ICH! Der Wahnsinn. Das muss echt an diesem Rumsitzen und Fressen liegen. Irgendwie war dann so der Moment, in dem ich das starke Gefühl hatte: „Jetzt reicht's!“ Ich hab' gestern meine letzten selbstgebackenen Kekse gegessen. Sie waren köstlich, jeder Biss hat sich gelohnt, und jetzt reicht's bis Weihnachten auch wieder.

Gestern war ich mit einer ehemaligen Kollegin Kaffee trinken - eine Kollegin, die 2-mal die Woche fastet und sich vegetarisch ernährt, der Nahrungsthemen kein Fremdwort sein sollten. Also ließ ich mal so einen Testballon los und erwähnte, dass ich Teil einer „Moppel-Community“ bin, wo ich Kalorien zähle und auf meine Ernährungsweise achte. Es passierte, was passieren musste: „Eeeeeeecht? Hast du keine Angst, dass das dann so überhandnimmt, du mit Kalorienzählen nicht mehr aufhören kannst und das zu einem Zwang wird?“

Meine Herren!! Wenn das so wäre, dann wäre ich nicht hier. Mal einen kleinen Grundkurs für Anfänger:

Es gibt viele verschiedene Essstörungen. Ein großer Teil der Frauen meiner Generation in Deutschland hat Essstörungen, behaupte ich mal mutig. Essstörungen sind nicht schwarz oder weiß. Nicht 100 % oder 0 %. Es gibt 1000 Variationen und Spielformen und Graustufen. Manche von uns ziehen eher die Reißleine (da würde ich mich einreihen), andere erst, wenn die

150 kg erreicht sind. Und?

Wenn man nicht mehr aufhören kann, sich zu zügeln und sich zu kontrollieren, wenn man das Disziplinpferd zu Tode reitet, dann geht das eher in Richtung Magersucht. Wenn man allerdings dazu neigt, beim Essen maßlos zu werden und gerne mal einfach zu vergessen, dass man vor fünf Minuten drei Schokoriegel gegessen hat, dann geht's eher in Richtung Esssucht.

Nicht jede von uns, die zu Adipositas neigt, nutzt die gleichen „Drogen" in den gleichen Mengen. Die einen stehen mehr auf Salziges, die anderen auf Fettes, die Dritten auf Süßes. Auch ansonsten sind wir unterschiedlich: Die einen fressen eher, wenn sie total übermüdet sind, die anderen, wenn sie sich einsam fühlen, wenn ihnen Ihre Familie mal wieder auf den Zünder oder der Mann fremd geht. Auch hier sind die Gründe unterschiedlich.

Manchmal macht „Gelegenheit Diebe": Manch einer von uns arbeitet mit Essen oder hat dauernd Reste von seinen Kindern oder wohnt gegenüber von einer legendären Pommes-Bude. Viele von uns opfern sich dauernd für andere auf und gehen ständig über Ihre Grenzen, um anderen zu helfen. Ich gehe noch weiter: Ich glaube, viele von uns tendenziell Übergewichtigen sind absurd diszipliniert:

Vollzeit-Jobs, kleine Kinder, pflegebedürftige Eltern, saufende Männer, schwierige Familien werden versorgt und manchmal finanziert, ohne dass wir eine Pause machen, 100 % zuverlässig. Superheldinnen, immer da, immer funktionieren, nie aufmucken, keine eigenen Bedürfnisse oder Wünsche - und das einzige, wo wir dann nicht auch noch funktionieren können, ist Disziplin halten beim Essen.

Deswegen glaube ich auch nicht an Disziplin. Auch in diesem Lebensbereich noch hohe Erwartungen erfüllen zu müssen - das kann nicht gut gehen, wenn der Rest des Lebens schon aus Disziplin besteht. Im Kopf war mir das immer klar, weil ich das bei 100 anderen Frauen gesehen habe, aber ich begreife das im Herzen erst so richtig in den letzten Jahren für mich selbst, wie lieb und geduldig ich mit mir sein muss, damit ich loslassen kann.

Auch wenn's komisch klingt: Für mich bedeutet loslassen: Ich lasse diesen Wahn ums Essen los: der perfekte Geschmack, immer das Lieblingsessen, immer frisch gekocht und üppig. Heute versuche ich im Großen und Ganzen, in meinen Kalorien zu bleiben und eine bunte, gesunde Mischung beim Essen zu haben. Aber wenn's denn mal ein Eiweißriegel und ein Apfel ist, dann geht die Welt auch nicht unter.

Ich brauche die Übersicht und das Tagebuch, um nicht in die „jetzt ist es auch egal"-Schleife zu rutschen. Es lohnt sich. Mir geht es gesundheitlich deutlich besser. Ein Großteil der „Wehwehchen" für die mir meine Ärztin Hormone verschreiben wollte, sind einfach weg. Ich gucke mich wieder gern im Spiegel an. So langsam, ganz, ganz langsam entdecke ich wieder die alte Claire. Ich werde aufpassen müssen, wenn der Alltag mich irgendwann im Januar einholt.

Aber wisst Ihr was? Ich merke, dass die Community hier mir guttut, dranzubleiben. Ich hab' Bock jeden Tag zu gucken, wie's Euch geht und was Ihr so macht. Danke dafür.

Hals- und Beinbruch

Morgen, Ihr lieben Kalorinetten,
gerade sitze ich im Bett, trinke einen Tee und höre einen unglaublich schlauen Vortrag auf TED. Wenn Ihr das noch nicht kennt, und Ihr habt Spaß an Vorträgen auf Englisch (auch mit deutschen, aserbeidschanischen oder schwedischen Untertiteln, keine Sorge!) über wirklich alle möglichen Themen, dann solltet Ihr da mal reingucken. ted.com. Sehr cool.

Warum sitze ich im Bett? Na ja, ich bin gestern vom Stuhl gefallen. Nicht im übertragenen Sinne, sondern ganz echt. Ich stand drauf und wollte was aus dem Schrank holen und bin mit dem Fuß umgeknickt, weil ich ja japanisch-inspirierte Gesundheits-Latschen mit 3cm dicker Sohle haben muss. Wahnsinnig schick. Absolute Todesfalle.

Jedenfalls umgeknickt, runtergefallen, auf Knöchel und Hüfte gekracht und ein paar Prellungen zugezogen. Ich sehe Euch hier alle die verschärftesten Sportarten machen, Kampf-Shredden, Pinguin-Weitwurf, Krokodil-Reiten und ich? Ich fall vom Stuhl, wenn ich eine Plastikdose aus dem Schrank holen will. Damit hätte sich wohl dann die Frage beantwortet: „Wieso macht Claire eigentlich keinen Sport?"

Dabei stand doch in meinem Horoskop, dass ich am 06.01. Glück bei wichtigen Verhandlungen haben werde!! Sagt ein Freund von mir: „Ja, weißt du, wenn da steht, dass man Glück hat, heißt das wohl nicht, ‚Du gewinnst im Lotto', sondern ‚Du fällst vom Stuhl, aber brichst dir nicht das Genick!'

So sitze ich jetzt hier und hab's eigentlich gemütlich. Das Video war ein Vortrag von Tim Ferris über Stoizismus, und er endet mit dem Zitat: „Easy choices, hard life. Hard choices, easy life." (Jerzy Gregorek), was ich mal sehr frei übersetze mit:

„Geh den leichteren Weg, und dein Leben wird hart. Geh den härteren Weg, und dein Leben wird leicht."

Hmmm. Erinnert Euch das an was? Mich leider schon. Ich bin ja vom Naturell her ein fauler Sack. Ich gehe mit

Begeisterung nicht nur den einfachen, sondern gern den leichtesten Weg. Gerade beim Essen:

„Oh guck mal 47-mal verschweißtes Convenience-Food - muss ich haben. Hallo?!?! Das HEISST ja sogar „Convenience" zu Deutsch Bequemlichkeit. Es trägt also meinen zweiten Vornamen, das kann doch nur gut sein!"

Oder: „Oh, guck mal ein Bratwurst-Stand! Bratwurst! Gegrillt! Von jemand anderem! Du musst nur hingehen, Geld bezahlen und …" Ihr kennt das.

Ich: „Hallo, mein Name ist Claire, ich bin Bratwurst-süchtig. Meine letzte an einem Imbiss-Stand gekaufte Bratwurst hatte ich … ähm … Ist länger her … 'n Jahr oder so … Kann mich nicht erinnern …"

Alle anderen: „Der Klassiker: VERDRÄNGUNG!!!"

Ok, im Ernst: Ich habe mich ja im Sommer nach einem Jahr Pause wieder hier angemeldet, weil ich gemerkt habe: Ich esse wieder alles mögliche und weiß am Abend schon nicht mehr, wie viel und was. Mit der Neuanmeldung habe ich doch ein wenig gehadert, weil mir natürlich sonnenklar war, dass dann die Selbstverarsche ein Ende hat, und ich wieder auf so viel verzichten muss. (Mein Talent zum Selbstmitleid ist ungeheuer stark ausgeprägt. Versucht bitte erst gar nicht, damit zu konkurrieren. Kameliendame? Letzter Akt? Ein Dreck gegen mich, wenn ich in einer miesen Kantine Eintopf essen muss!)

Jetzt bin ich ja wieder seit fünf Monaten hier eingegroovt und ganz ehrlich? Vieles ist gar nicht so schlimm. Ich habe z.B. den Müll vom Speiseplan gestrichen, der mir gar nicht so viel bedeutet und der ein echtes Kaloriengrab ist: Konferenzkekse, Kuchen, Pralinen, die irgendwo angeboten werden. Schmeckt mir gar nicht so lecker, und ich brauch doch meine kostbaren Kalorien für Herzhaftes.

Manches fällt mir schwer. Brot und Brötchen habe ich so ziemlich aus meinem Speiseplan gestrichen (gibt's nur noch als Ausnahme) und bin zu Haferflocken und Knäckebrot gewechselt. Der Käse wurde massiv reduziert. Ihr seid hier die Einzigen, die verstehen, wie hammerhart solche Schritte sind.

Bei Euch sind es vielleicht Schokolade, Kuchen oder Chips. Die Entscheidung war für mich ziemlich hart, und im Resultat muss ich sagen, dass ich nicht nur die leidigen 5 Kilo wieder runter hab; der Großteil meiner Wehwehchen sind weg und meine Haut hat sich enorm verbessert.

Mein Problem ist ja, dass ich dann gern denke: „Ach guck mal, 400 g Abnahme, jetzt kannst du dir ja XY gönnen!“ *räusper* Ihr ahnt es schon: Es geht nie gut. Nie. Meine Abnehmkurve hier sieht aus wie eine Serpentinenstrecke in den Alpen. Mir ist bis heute schleierhaft, wieso ich diese Ursache-Effekt-Geschichte beim Essen mit einer Leichtigkeit ausblende, die Ihresgleichen sucht: „Nein, nein, guck mal diese Bratwurst wiegt doch maximal 150 g, die eine Hälfte wird ohnehin wieder ausgeschieden. Und die anderen 70 g … Ich bin doch heute dreimal Treppen gelaufen! Selbst wenn … 70 g machen ja nun auf der Waage gar keinen Unterschied.“

Ja. Nee. Is klar.

„Liebes Clairchen: Wenn du dich den Rest der Woche maßvoll ernähren würdest, dann wär das hier kein Problem mit der Bratwurst! Machst du aber nicht. Heute Bratwurst, morgen gibt's Nudeln, übermorgen machst du dir aus der Königin Ihrem Schwein einen Burger.“ MannMannMann.

Seid herzlichst gegrüßt und habt einen wunderschönen Sonntag.

Birkenzucker

Ein Wort zum Thema Süßungsmittel: Ich hatte im Reformhaus Erythrit gekauft und heute an einen Quarkauflauf mit Eiern und Obst gemacht. Ich dachte, es sei eine pfiffige, weil kaloriensparende Idee. Weit gefehlt: Es hat einen ganz sonderbaren Bei- bzw. Nachgeschmack. Mir war, als ob ich im oberen Teil des Brustkorbes plötzlich Geschmackssensoren hätte. Mein Studium liegt schon länger zurück, aber ich meine, mich zu erinnern, dass man an diesem Teil seines Körpers keine Geschmackswahrnehmungen haben sollte.

Der einzige Vorteil von diesem Zeug: Man will nie wieder was essen. Nächstes Mal nehme ich lieber echten Kokosblüten-Zucker oder Agaven-Dicksaft oder Ahornsirup.

Auf der Packung steht „Schmeckt wie Zucker". Ha. Ha. Ha. Schmeckt wie Chemie-Labor, wenn man einen umweltfreundlichen Ersatz für fossile Brennstoffe sucht.

Die Sache mit der Waage

Morgens, Ihr liebsten Kalorinetten!
Ich war auf der Waage - puh. Wir haben ja hier ganz viele Täglich-Wiegerinnen, und ich weiß immer nicht: Soll ich Euch bewundern oder bemitleiden? Dass so ein Frauenkörper zwischendrin immer mal alles Mögliche einlagert und dass wir Schwankungen haben, ist uns eigentlich klar. Aber diese verflixte Zahl auf der Waage … Die stresst. Wenn eine Schwankung dann 500g mehr anzeigt - was beim täglich Wiegen ja passieren muss - dann kommt der Nervenzusammenbruch. Versteht jeder. Deswegen mache ich das nicht. Ähm. Ok, halbe Wahrheit. Oder eher faustdicke Lüge.

Wenn es nach mir ginge, würde ich mich überhaupt nicht wiegen. Ich würde das Ding auch verschwinden lassen. Jetzt mal ehrlich: Wer lässt sich denn freiwillig beleidigen und dazu noch von einem Gerät? Bei Euch steht da vielleicht „78,5“ - Bei mir nicht. Wenn ich auf die Waage gucke, lese ich:

„Du unwürdiges Stück Dreck! Was war das letzte Woche wieder? Zu mehr hat's nicht gereicht? Verfatz dich, aber fluxiflux, du fettes Ding.“ Manchmal zeigt die Waage mir nur ein entnervtes Augenrollen oder einen Stinkefinger.

„Bodenbitch“ ist ein deutlich zu netter Begriff für dieses Stück digitalisierte Demütigungsautomatik.

Deswegen wiege ich mich im Normalfall nicht, was *räusper* - Ihr ahnt es - dazu führt, dass ich eine Zunahme erst merke, wenn die Hose nicht mehr passt. Der Blick in den Spiegel hilft Null. Nix. Nada. Also: Abnahme sieht man irgendwann, aber Zunahme? Habt Ihr Eure Zunahme im Spiegel sehen können? Also, ich nicht.

Hier muss ich mich wiegen, einmal die Woche und jedes Mal muss ich mit mir verhandeln und mich überzeugen, wirklich drauf zu gehen und der Wahrheit ins Gesicht zu gucken. Manchmal vergesse ich meinen Wiegetag einfach. Dann scrolle ich durch die Community und sehe hier bei fünf Leuten Ihre

Wiegeergebnisse. Im ersten Moment freue ich mich mit. Im zweiten Moment fällt mir siedend heiß ein: „Ups, du könntest dich eigentlich auch mal wieder wiegen!"

Ganz nebenbei: Der Blick auf den eigenen Körper sagt mir auch nichts. Null. Niente. Jetzt, wo ich ja nur noch zwei Kilo von meinem Wunschgewicht entfernt bin, jetzt fühle ich mich wieder moppelig. Ich sehe mich jetzt kritischer als vor fünf Kilo, was daran liegen kann, dass ich bisher versucht hab, auszublenden, wie sich der Körper verändert hat, und einfach mal teureres Make-up kaufe.

Hier müsste mich ja die Objektivität der Waage trösten:

„Hier, hallo Schätzele, du wiegst seit vier Wochen das Gleiche, du hast dein Gewicht über Weihnachten und Silvester gehalten!! Trotz Käsefondue und Keksen und Geschnetzeltem mit Sahnesoße! Weil du diesmal nicht übertrieben hast, weil du an den anderen Tagen nicht von morgens bis abends gestopft hast wie sonst, sondern dir etwas Besonderes gegönnt hast und ansonsten deine neuen Gewohnheiten weiter durchgezogen hast! Sei stolz auf dich!"

Ja, nee, nix. Ich seh die Zahl, ich guck in den Spiegel und denke: „Hast du überhaupt abgenommen? Sieht man was?" Beim Querlesen durch die Community muss ich mich selber immer wieder daran erinnern, was ich schon erreicht habe.

seufz und dabei habe ich diesmal „Vorher Fotos" gemacht. Extra!! Ja, Ihr müsst aber jetzt nicht glauben, dass ich bisher „Nachher-Fotos" gemacht habe. Ich trau mich nicht. Was, wenn man nach 5,7 Kilo keinen Unterschied sieht? Jetzt merke ich immerhin, dass mein Gürtel deutlich enger geschnallt werden muss. Das ist das Einzige, was ich wirklich sehe. Beim zweiten Anlauf habe ich auch verpennt, mich auszumessen. MannMannMann. Wenn Ihr gerade anfangt: Messt Eure ganzen Körperumfänge!! Das Gewicht allein sagt nicht immer aus, was wirklich passiert!

Nun war ich mich heute wiegen, weil ich über's Wochenende ins Kohlenhydrate-Paradies reise. Hiermit darf ich stolz verkünden, dass ich heute früh die 63,8 gesehen habe. Endlose

200 g weniger, aber: Hey! Babystepps! Jetzt gilt es wieder, das zu halten und auszubauen, ich habe ja ein paar Wochen Zeit!

Ich werde dieses Wochenende Kalorien grob schätzen und notieren, einfach um drin zu bleiben, aber mir alles gönnen, was mich anlacht. Das ist übrigens meine persönliche Challenge: Mir nicht im Alltag alles zu gönnen, was mich anlacht, als käme ich gerade aus 10 Jahren Isolationshaft, sondern im Alltag Maß zu halten und dann solche besonderen Gelegenheiten richtig zu genießen.

Habt einen schönen Donnerstag!

KAPITEL 3

50 Hamster

Liebste Kalorinetten,
mein Kühlschrank ist leer. Also: leer nach meinen Maßstäben. Also, man würde locker alles, was drin ist, auf zwei Fächer verteilen können. Praktisch komplett leer. Ok, man würde schon noch durchaus, zwei, drei, vielleicht zwölf Mahlzeiten aus dem zubereiten können, was da drin ist, aber man muss dann auch schon Freude an Kombinationen wie Mandelmus mit Sriracha-Soße haben.

Vorräte sind ein großes Thema in meinem Leben, und ich tippe mal stark, ich bin hier nicht die Einzige. Ob Überflutung, Naturkatastrophe oder Stromausfall: In meinem Haushalt ist genug Nahrung für vier Wochen.

Meiner Vermutung nach war ich im letzten Leben fünfzig Hamster. Aktuell habe ich drei Sorten Essig (denkt Ihr, ich bin ein kulturloser Prolet?), knapp drei Liter Olivenöl (in unterschiedlich würzig-fruchtigen Geschmacksrichtungen), ein Kilo Salz (falls Westfalen zu Besuch kommen, mit denen man erst einen Sack Salz essen muss, bevor man miteinander warm wird), sechs Kilo Nudeln (in so großen Packungen aus der Metro, die man notfalls auch als Stützkissen verwenden kann oder als Sandsack bei Hochwasser) und vier Gläser Quitten-marmelade. Fragt nicht.

Meine Speisekammer enthält ungelogen fünf Sorten Reis. (Könnte ja sein, dass man asiatisch kochen will, dann braucht man Basmati-Reis. Oder italienisch, und das geht NUR mit echtem Risotto-Reis. Oder man macht einen exotischen Hühnchensalat mit rotem Reis. Nicht, dass ich den je gemacht hätte, aber es *könnte* ja *sein*!!) Dann wären da noch die zwei Sorten Zwiebeln (meint Ihr etwa, dass ich meinen Thunfisch mit weißen Zwiebeln esse, wenn ich rote haben kann?) und jede Menge Knäckebrot. Man will ja am Wochenende auch mal was knabbern.

Jedenfalls ist mein Kühlschrank tatsächlich so leer, dass man die Glühbirne erstmals richtig zu schätzen weiß. Ich habe mich vorhin gleich mal ein Stündchen vor den offenen Kühlschrank gesetzt und ein gutes Buch gelesen.

Ein ganz komisches Gefühl jedenfalls. Irgendwie sogar gut. Gestern und heute habe ich einfach nur das eingekauft, was ich jeweils für den Tag brauchte, und das war ok (na ja, natürlich war es mengenmäßig zu viel, aber im Ergebnis heißt das, ich habe noch für zwei Tage kalorienarme Suppe im Kühlschrank. Hey!

So nach und nach scheine ich mich von der Idee zu verabschieden, dass ich immer eine Riesenauswahl an unterschiedlichsten, leckersten Speisen im Haus haben muss, um mich jederzeit spontan entscheiden zu können, was ich essen will. Aktuell frage ich mich: von dieser wunderbaren Kalorienarmen-Liste … Was ließe sich da lecker und gesund kombinieren? Erst danach kaufe ich ein. Geht auch. Ja, das hat mich auch überrascht.

Heute gab es Chicken Kung Pao und gestern Ribollita (jaha, das mit dem asiatisch und italienisch essen war gar kein Scherz!!)

Ribollita ist eine toskanische Bohnensuppe.

Ich kann nicht so tolle Food-Fotos machen wie Ihr, aber ich sag Euch das Ribollita Rezept, weil es eine prima Sache ist:

- 1 TL Olivenöl erhitzen und darin
- 1 Zucchini (kleingeschnitten in eine Form Deines Vertrauens)
- 3 Möhren (kleingeschnitten)
- 1 Zwiebel (gewürfelt)

- Knoblauch (die Menge hängt von der Dauer Eurer Beziehung ab, aber an einem der folgenden Lebensmittel werde Ihr ohnehin merken, dass es ein Rezept für getrennte Schlafzimmer ist)
- Chiliflocken nach Gusto anbraten, sodass man ein bisschen Röstaroma hat. Wer Kalorien übrig hat, löscht das mit
- 50 ml Weißwein (der am Ende verkochen sollte) ab, die anderen würzen mit Zitrone nach)
- 100 g kleine weiße Bohnen trocken oder eine kleine Dose drauf schütten und
- 1,5-2 Liter Brühe drauf kippen (ich nehme Gemüsebrühe-pulver aus dem Bioladen)
- ca. 100 g Blattspinat (ich habe frischen genommen)drunter rühren.

Unmöglich kann ich Euch vorenthalten, dass ich noch einen

- Zweig Thymian drangemacht habe.

Endlos kochen lassen. Für die Suppe habe ich den Schnellkocher genommen, weil die Bohnen nicht vorher eingeweicht waren. Ohne den Spinat kann man das prima am nächsten Tag aufwärmen. Ganz verrückte Hippster nehmen frischen Grünkohl oder anderes grünes Blattzeug.

Im Original isst man dazu in Olivenöl geröstetes Weißbrot. Die Kalorienexplosion kann ich grad nicht gebrauchen. Habe ich also weggelassen und einfach nur 1 TL Parmesan drübergestreut. Köstlich.

Für heute liebe Grüße.

Live wild!

Ihr Liebsten aller Herzbesten,
Claire ist im Kurzurlaub! Mein neues Lebensmotto für 2018 lautet ja „live wild!“ Also habe ich mir heute früh im Hotel erst mal die Füße mit Intimwaschlotion im Bidet gewaschen, ich verrücktes Ding. Nach einem Tag hier im Kohlenhydrate-Land schrie abends alles in mir nach: Reis! Gemüse!! Also ging's zum Asiaten. Beim Essen hatte ich eine Erkenntnis und sagte zu meiner Freundin: „Sorry, heute Nacht im Hotelzimmer, das könnte schwierig werden. Hier ist unglaublich viel Knoblauch dran …“

„Och“, erwiderte sie trocken, „ich hatte grad ne Portion Edamame-Bohnen. Ich denke, wir sind quitt.“

Ich sag's ja live wild! Das beste aber - ganz ehrlich: Ich kann super laufen: gestern und heute zusammen 26.000 Schritte. Mir tut alles weh: der Rücken, die Wadenmuskulatur - nur der Knöchel nicht. Wobei ganz ehrlich, ich glaube, ich erwähnte es: Mein neues Motto lautet ja LIVE WILD - also bin ich mutig ohne mein Kuschelkissen verreist! Ha! Risikofreudig und verwegen, oder? Jaha!

Ähm, ja. Solche Nackenschmerzen! Meine Wadenmuskulatur ist nach 26.000 Schritten besser drauf als mein Nacken nach dieser Nacht Zwangsehe mit dem Terroristen-Abwehr-Poller, der unter meinem Kopf lag. Gott sei Dank konnte ich an der Rezeption ein Prinzessin-auf-der-Erbse-Set bestellen, bestehend aus federweichem Kuschelkissen aus Baby-Plüsch-Mausefell-Öhrchen und ein paar kuscheligen Badelatschen mit ultraweich Frottier. Wild leben ist ja schön und gut, aber man muss es ja nicht übertreiben und großporigen Milchschaum auf seinen Espresso kippen. Hallooo?! Ein BISSCHEN Zivilisation darf ja wohl sein. Tststs.

Morgen kaufe ich mir ne Handtasche aus Neopren. Falls ich mal n Tauchkurs mache und ne Handtasche dabei brauche.

Man weiß ja nie.

Götterdämmerung

Morgens, liebste Herzbesten,
Ich möchte Euch heute einen Gott in meinem Universum vorstellen: Thomas Joseph. Der kocht bei Martha Stewart (kann man z.B. auf Facebook abonnieren, gibt's aber bestimmt auch auf der Internetseite von Martha Stewart). Der erklärt „Kitchen Conundrums" - die großen Rätsel der Küche:

- Wie koche ich perfekte Zwiebelsuppe?
- Was ist der Unterschied zwischen Kakao?
- Welche Vanillesorte für welche Mahlzeit?
- Wie rührt man Skyr am schnellsten in den Ausguss?
- Wie röstet man Haselnüsse?
- Welche Diätsüße fliegt am weitesten, wenn man sie aus dem Fenster schmeißt?

Ihr kennt das. Der Typ hat so eine super-tiefenentspannte Ausstrahlung, ich könnte dem stundenlang zuhören. Er ist meine Sendung mit der Maus und mein Erklärbär. Wenn der jemals 'ne Sekte aufmacht, melde ich mich sofort an. Auch, weil ich davon ausgehe, dass das Essen schweinemäßig gut sein wird. Ich kann vor diesen Videos sitzen wie ein hypnotisiertes Kaninchen und die Welt um mich rum vergessen. Als ob es nichts Wichtigeres gäbe, als das Messer, mit dem man seine Zwiebeln schneidet. War da was? Steuern? Rechnungen schreiben? Och nö.

Vor einiger Zeit wollte ich experimentierfreudig sein und hab Heidelbeer-Skyr gekauft. Nach acht Wochen, die er ein trauriges Dasein in meinem Kühlschrank fristete und mich jedes Mal anklagend ansah, habe ich ihn dann weggeschmissen. Ich krieg einfach keinen Zugang zu dem Zeug. Zu diesen Diät-Müsliriegeln übrigens auch nicht. Als ich neulich mit meinem Turbo-Super-Blast-4000-Watt-Pürierstab hantierte (Ihr wisst, den ich mir kaufen muss, weil mein alter Pürierstab an gefrorenen Bananenscheiben gestorben war), kam mir DIE Idee! Ich püriere Müsliriegel mit Skyr und mache ein Start-up für nachwachsende Baumaterialien aus natürlichen Rohstoffen auf! Aus der Masse einfach Blöcke backen und zum Hausbau verwenden. Sollte auch als Wärmeisolierung hervorragend funktionieren, und ich vermute auch als Brandschutzmaterial. Als Enthaarungswachs funktioniert es leider nicht. Fragt bitte nicht, woher ich das weiß. Lasst es einfach. Als Verhütungsmittel hingegen schon: Einfach mit dem Brei die Ränder zwischen Tür und Türrahmen der Schlafzimmertür einschmieren, wenn der eine draußen und die andere drinnen ist, dann könnt Ihr alles verhüten. Ihr kommt zwar nie wieder aus dem Schlafzimmer, aber - hey. No risk, no fun.

Habt ein feines Wochenende!

Ups, I did it again!

„If Britney can survive 2007, you can make it through today."

Ich liebe den Spruch. Die Sängerin hatte 2007 einen persönlichen Tiefpunkt. Tiefer kann man sozusagen kaum sinken - und: Sie hat's überlebt und weitergekämpft. Wir scheitern ja Gott sei Dank alle nicht so öffentlich, dass die Weltpresse dran teilnimmt, aber begeistern tut's einen ja trotzdem nicht.

Ich habe vor wenigen Tagen ein Projekt abgesagt, zu dem man mich gedrängt hatte. Im Gedenken an Britney habe ich mir gesagt: Wenn die 2007 überstanden hat, dann kannst du das Projekt absagen.

Ich gestehe, ich war kurz davor, den Mist zu machen, obwohl er mich nicht interessiert, kein Geld bringt und der Kollege, mit dem ich das machen sollte, jetzt auch nicht das Gelbe vom Ei der Zusammenarbeit ist. Ich war kurz davor das Projekt zu machen, weil ich dachte: Es ist leichter, es zu tun, als es abzusagen.

Schließlich passieren ja schreckliche Dinge, wenn man „Nein" sagt: Ups, schon vergiften sie einem den Kaffee, legen einem eine Bombe ins Auto und prangern einen tagelang im Hinterhof an. Anschließend rufen sie bei meiner Mutter an und petzen, und dann kriege ich drei Wochen keinen Nachtisch. Meine Mutter enterbt mich und lässt durchblicken, dass ich adoptiert bin.

Natürlich passiert nichts von alledem. Der Kollege ist in seiner Eitelkeit gekränkt und schmollt ein bisschen. Dann ist es auch gut. Fällt mir trotzdem irre schwer. Vor allem, wenn der Kollege so begeistert ist, und sich das Blaue vom Himmel von seinem Projekt verspricht: Ruhm! Ehre! Einen Stern auf dem Hollywood-Boulevard! Öffentliche Anbetung! Wie bei so vielen männlichen Kollegen: die spontane, langersehnte Vergrößerung von Genitalien!

Ich bin dann wieder die Spaßbremse, die sich denkt: Das sind 200 Stunden extrem dröge Arbeit, für die ich kein Geld sehe und bei der ich hinterher mit der Knalltüte im Internet bis in alle Ewigkeiten gegoogelt werde. Nee, nee, nee. Weder dessen Hollywood-Stern noch seine Größenphantasien zahlen meine Miete. Sonderbar, was?

Dann ist da noch was, was hier sicher einige von Euch kennen: Wenn ich nämlich bei Euch so zwischen den Zeilen mitlese, dann sehe ich auch öfter die Neigung, jeden Mist aufgebrummt zu bekommen, der eigentlich einem anderen vor die Füße gekippt wird. Wenn Menschen ein Projekt „mit mir zusammen" machen wollen, endet es auch gern mal damit, dass ich das Projekt mache und alle anderen rummäkeln oder sich für meine Arbeit beweihräuchern lassen. No way.

Nur dieses Nein-Sagen ist in unterschiedlichen Situationen noch unterschiedlich schwierig. Shonda Rhimes hat mal gesagt „If it's not a ‚HELL, YEAH!' - it's a no." und da hatse einfach mal recht! Wisst Ihr, wo das „Nein" sagen gerade richtig klasse läuft? Beim Essen! Mir wurde in der letzten Woche 4x der sofortige Kalorientod angeboten (in Form von Cremeschnittchen, Schokolade, frittierten Schokoriegel, halben Spanferkeln, Muffins etc.) Ich sage jetzt immer super freundlich:

„Ach, danke nein! Das ist wirklich nett gemeint. Ich freue mich über die Geste, dass Sie mir das anbieten."

Dann ist auch gut. Manch einer nörgelt noch rum, aber, dann weiß man auch, wen man vor sich hat. Jetzt mal im Ernst Leute: Man bietet doch keinem anderen Menschen Törtchen an und ist dann beleidigt, weil der die nicht isst?? Was ist denn das für eine Haltung!?

Jedenfalls fiel mir auf, warum mir das so leichtfiel. Wollt Ihr's wissen? Ja? Ok. Euretwegen! Ich denke an Euch. Ich denke an all die großen Vorbilder, die hier Dutzende an Kilos abgenommen haben, weil sie im richtigen Moment immer wieder „Nein" gesagt haben. Ich denke daran, dass der Mensch mir gegenüber vielleicht nicht versteht, warum ich nein sage oder das nicht akzeptiert, aber dass ich hier so viele, coole Leute virtuell kennengelernt habe, die genau verstehen, warum man nein sagt:

Weil man nur 1.800 ver*****e Kalorien hat und die nicht für irgendeinen Mist verballert, der weder geplant war, noch einem schmeckt und weil man sein Wochenextra für was Leckeres braucht, EJ!!! HALLOOO?!?!?

Jetzt mal ehrlich. Tsetsetse.

Nach dem Spiel ist vor dem Spiel!

Guten Morgen, Ihr liebsten Kalorinetten, ich lese grad so viele Posts mit dem Tenor: „Oh, ich hatte schon mal 768 kg abgenommen, und jetzt hab' ich 567 kg wieder drauf, nach drei, fünf oder zehn Jahren und bin wieder hier, Menno ich bin so ein Depp!"

Mal ein Wort unter uns Betschwestern: Nein, Du bist kein Depp oder Versager oder sonst was. Du bist ein Mensch. Ja, klar: Ich wäre auch gern so ein „Kommt Sonne oder Regen ich wiege 62 kg"-Typ. Bin ich aber nicht. Werde ich auch nie sein. Jetzt läuft's gut. Eine App und Kalorien zählen, sind für mich eine wirklich gute Hilfe. Wird das immer so bleiben? Vermutlich nicht.

Aber den Anspruch, bis ans Ende meines Lebens schön „diszipliniert" immer das gleiche Gewicht zu halten? Das wird nichts. Ich habe mir auch mal gewünscht, „einmal abnehmen und dann auf ewig halten".

Jedoch: Wie die eine oder andere hier tendiere ich zum Essen im Übermaß, dann und wann. Gerade in Lebensphasen, die wirklich ungut sind und über einen längeren Zeitraum gehen, vor allem aber ärgerliche Zustände, an denen ich nichts ändern kann. Wie der Tod eines lieben Menschen, den ich eben „nicht gut weggesteckt" habe.

Aber wisst Ihr was? Es sind nicht nur die Situationen, die schwierig sind! Ich hatte mal das Glück, in Italien zu leben, die schönste Zeit in meinem Leben! 15 Kilo plus. Ich bin verführbar für gutes, hochwertiges Essen. Essen ist mein „Kryptonite". Es mag sein, dass meine Amplitude in der Gewichtskurve nicht so interessante Zahlen erreicht, wie bei der ein oder anderen hier, die mich locker überbieten, aber, das Thema ist mir durchaus bekannt.

Wisst Ihr noch was? Ich zieh mir keine Drogen rein, ich begehe keine Straftaten, ich schlage meine Kinder nicht, ich hau mir nicht morgens um sieben Uhr zwei Bier rein, wenn ich in der Bahn sitze, und ich ritze mir auch nicht mit den Klingen vom Venus-Ladyshave ein Tribalmuster in den Unterarm, wenn es mir schlecht geht. Mein Tag beginnt ohne eine Ladung Schmerztabletten, damit ich von der Haustür zum Bus komme, und ich lasse meine schlechte Laune nicht an meinen Kolleginnen aus. Ich finde, das ist schon mal ein Anfang.

Wenn mein größtes Problem meine Gewichtsschwankungen im Rahmen von zehn Kilo sind, dann sei's drum. Meine Gewichtsschwankungen sind meine Warnleuchte: „Oh, guck mal, was passiert da grade mit dir?" Wenn dann die Erkenntnis ist: „Oha, da gibt's was, das dich so belastet, dass du wieder anfängst, deinen Körper wie ein armes Stiefkind im Märchen zu behandeln", wie die Romanautorin Estelle Harring immer sagt, dann sollten wir vielleicht erst mal damit anfangen, lieb zu uns zu sein, anstatt uns auch noch auf den Kopf zu hauen, weil wir beim Essen „undiszipliniert" sind.

In den letzten zwanzig Jahren bin ich immer mehr dazu übergegangen, lieb und geduldig mit mir zu sprechen. Denn Selbstbeschimpfungen führen bei mir dazu, dass ich dann erst recht irgendeinen Blödsinn mache, weil ich mit diesem Idealbild unmöglich mithalten kann: „Schlank, schön, jung, sportlich, sexy, eine super Mama, Haushalt im Griff, Karriere toppi top"? Too much. Geht nicht. Ich werde dann bockig und maulig und dann passiert etwas, das ich wirklich für gefährlich halte:

Bei mir kommt eine „Jetzt isses auch egal!"-Stimmung. Brandgefährliches Selbstmitleid:

„Ich bin jetzt so alt, da isses auch egal!! Jung und sexy werde ich sowieso nicht mehr, Sport kann ich bei meinem Arbeitspensum auch nicht schaffen, wozu das alles? Man reiche mir die frittierten Schokoriegel! Schnell! Mit Schlagsahne! Ich hab' doch sonst nichts vom Leeeeheeebeeen!"

Wenn ich an diesem Punkt bin (und ja, da war ich schon ein paar Mal), dann hilft nur, ganz geduldig, freundlich und langsam den Schokoriegel wegzulegen und zu sagen:

„Schätzele, hör auf dich zu vergleichen. Wenn du dich schon unbedingt vergleichen willst, dann denk dran: Deine Beine sind gleich lang, die Nase ist in der Mitte vom Gesicht, niemand kriegt einen Schreck und weint, wenn er dich ansehen muss, und das ist schon eine ganze Menge. Hier ist ein Taschentuch, wir kochen uns jetzt einen Tee, setzen uns mit unserer Lieblingsserie auf die Couch und machen eine halbe Stunde Pause. Dann gucken wir mal, welche Hilfe wir jetzt brauchen. Und die holen wir uns. Wir müssen das nämlich nicht allein schaffen. Es gibt für alles Hilfe."

Aktuell ist meine Hilfe diese App. Kalorien-Zählen. Mir Fotos von Leuten angucken, die irre Abnahmen geschafft haben. Eure Geschichten zu lesen und zu sehen: so viele tolle, coole Frauen hier! Wir kämpfen alle an derselben Front. Diese gegenseitige Unterstützung! Mich erheitert das.

Man kann nie so reiten lernen, dass man nicht mehr vom Pferd fällt. Aber: Man kann so reiten lernen, dass man immer wieder aufsteigt. Die letzte Woche hast Du Dein Kalorienkonto gesprengt? Egal: Heute ist ein neuer Tag. Die letzten zehn Jahre hast du Dein Kalorienkonto gesprengt? Na und? Heute geht's wieder los. Wie sach ich immer? Babystepps.

Habt's fein.

Low Carb

Kleine Anekdote: Vor ein paar Jahren war ich mit Kollegen zu einer Klausurtagung in einem wirklich netten Hotel mit absurd guter Küche. Mittags gab es ein üppiges Buffet.

Am ersten Tag saß ich mit Suzan, einer Ärztin, neu im Team, beim Essen. Suzan, ganz der sportliche, schlanke Typ, hatte sich querbeet Leckereien auf ihren Teller gehäuft. Während wir noch die Servietten zurechtlegten, schoss Elmar, der Veranstalter, mit einem Kampfschrei zu uns an den Tisch, den Zeigefinger fast in Suzan Kartoffelgratin bohrend.

„Meine Fresse: Das sind ja nur Kohlenhydrate auf deinem Teller. Ist dir nicht klar, dass man an dem Zeug sterben kann?! Also, du als Ärztin solltest das doch wissen!! Und gleich so viel! Was soll das?"

Suzan machte den Mund auf und wieder zu, die Augen so groß und rund wie bei einer Manga-Zeichnung. Also sprang ich ein:

„Na, Elmar? Bei dir so? Alles im grünen Bereich?"

Elmar ließ sich auf einen Stuhl fallen:

„Le-gen-där! Ich bin heute früh schon 15km Rad gefahren! Bei Sonnenaufgang! SONNENAUFGANG, MÄDELS! Da weiß man gleich am Morgen, dass man noch lebt!"

Unentschieden, ob ich ihn bemitleiden oder bewundern sollte, murmelte ich:

„Das klingt … vielversprechend."

Suzan, immer noch im Schock, guckte auf Ihren Teller und sah Nudeln, ein Steak, Knoblauchbrot, Kartoffelgratin und Reissalat. Auf einem kleinen Teller daneben stand schon eine Mousse au Chocolat, denn warum dreimal zum Buffet gehen, wenn ein Gang reicht? Auf meinem Teller waren Salat und ein Steak. Ich kannte Elmar nämlich schon länger. Mein Bemühen, mir das Grinsen und den „Ich hatte dich gewarnt"-Blick zu verkneifen, war nur teilweise erfolgreich. Elmar wandte sich wieder an Suzan:

„Vor ein paar Jahren hab' ich auch so gelebt wie du. Wenn man jung ist, steckt man das ja weg. Aber dann kommt die große 40 und BUMM! hat man die Quittung für Weißmehl, Zucker und Kartoffeln. Ich wog 120 Kilo, rauchen, saufen, das ganze Programm. Bis zu meinem Herzinfarkt. Der hat mir das Leben gerettet. Guck mich an, ich meine, im Ernst: Wie viele Männer in meinem Alter kennst du, die so in Form sind wie ich? Na? NA?"

Suzan fand immer noch keine Worte.

„Die Zahl ist Null. Oder - fast Null. Guck dir doch die fetten, alten Säcke alle an, die in meinem Alter sind? Fette, faule Kohlenhydrate-Fresser! Verrecken wie die Fliegen, aber - wem sag ich das! DU weißt das doch alles als Ärztin. Ich muss echt sagen, ich bin überrascht, dass du solchen Müll isst. Du bist ÄRZTIN! Habt Ihr das nicht im Studium gelernt?!"

In Suzans Gesicht konnte man den Kampf um Selbstbeherrschung, Höflichkeit und die Fassungslosigkeit sehen. In der Zwischenzeit hatte Elmar seine Hähnchenbrust mit Tomatensalat eingeatmet und sprang schon wieder auf.

„Verdauungsspaziergang! Mädels, man sieht sich."

Suzan schnappte endlich nach Luft, als er weg war:

„Ok, als du mir erzählt hast, dass der so ist: Ich hab's nicht geglaubt."

„Ja, das glaubt nie jemand."

Ich legte Ihr beruhigend meine Hand auf die Schulter.

„So, jetzt hol ich mir Ravioli."

„Dein Ernst? Du wartest mit dem Nudelessen, bis er weg ist?"

„Suzan, Liebes" sagte ich, „mit Verrückten und Low-Carb-Fuzzis verhandelt man nicht. Du bist Ärztin. Du solltest das wissen. Hast du das nicht im Studium gelernt?"

Warum erzähle ich das? Weil solche Typen wie Elmar immer vor meinem geistigen Auge waren, wenn ich Low Carb hörte. Missionarisch und humorlos. Meine gesamte Abneigung gegen das Prinzip war nicht nur die Weigerung, Lebensmittel, die ich liebe, aus meinem Speiseplan zu streichen. Es war dieser Kult.

Diese Ideologie. Der Druck. Dieses „Ihr werdet schon alle sehen, was Ihr davon habt." Ich freu mich über jeden, der seinen Weg zum Heil findet, aber ich mag einfach nicht missioniert werden. Da bin ich eigen.

Als ich im letzten Sommer beim 2. Abnehmanlauf merkte, dass ich tatsächlich noch tiefer greifende Veränderungen vornehmen muss als beim ersten Mal, wurde mir bewusst, dass ich bei den Kohlenhydraten reduzieren könnte - und muss. Ich arbeite nicht körperlich, ich mache keinen Sport und mit Ende 40 ist die Fettverbrennung, dieses dumme Ding, eben auch deutlich langsamer.

1.800 Kalorien sind nämlich echt nicht sooo viel. Also musste ich irgendwo Einschnitte machen. Als sich so nach und nach herauskristallisierte, dass ich mein geliebtes Weißbrot und meine weißen Nudeln reduzieren muss … glaubt mir: Ich habe geflucht, geschimpft, mich bemitleidet und gejammert. Abends beim Einschlafen hielt ich ein türkisches Fladenbrot im Arm. Kann auch sein, ich habe ein bisschen geweint, aber das würde ich hier nie zugeben.

Ich habe das Toastbrot mit Butter am Morgen durch Haferflocken ersetzt. Die Nudeln am Abend durch Gemüse. Nach ein paar Wochen kam nicht nur eine Abnahme; im Resultat waren plötzlich die Hälfte meiner Wehwehchen weg, ich habe abgenommen und mir ging's wirklich besser. So erfreulich wie das ist: Ich warte immer noch auf den wissenschaftlichen Artikel „Schlank in 10 Tagen mit all-you-can-eat-Pizza-Diät."

Die fieseste Entdeckung war aber: Wenn ich mit Brot in den Tag starte, will ich mittags Nudeln und zum Nachtisch Schokolade und Eis. Und Kuchen! Und Kekse! Fange ich den Tag mit Porridge oder Müsli an, geht's mir besser, und ich habe nicht diesen Heißhunger auf Süßes. Alles, was die Weißmehl-Hasser erzählen, schien zu stimmen.

Boh, hat mich das geärgert. Ich mag's ja nicht, wenn andere Leute Recht haben. Vor allem, die, die eine andere Meinung haben als ich. Aber ok. Muss man akzeptieren. „Wer heilt, hat

Recht!“, sagt man in der Medizin.

Vor ein paar Tagen jedenfalls traf ich Suzan, die mich ein Jahr nicht gesehen hat, und sie bewunderte meine Abnahme aufrichtig:

„Mensch, wie hast du das gemacht??“

Ganz, ganz ehrlich? Für einen Moment habe ich echt überlegt, ob ich lüge, und sage, dass ich jetzt jeden Tag jogge. Aber Suzan joggt wirklich, und es besteht die akute Gefahr, dass sie anbietet, wir könnten zusammen Sport machen. Also tief durch die Nase atmen, Schultern zucken und sagen:

„Low Carb.“

Suzan hat Tränen gelacht.

Hormone

Liebe Kinder,
heute reden wir über Hormone. Ihr wisst schon: Der Grund, warum wir meinen, wir müssten Nespresso trinken, schließlich macht doch dieser George mit seinen Plüschaugen Werbung dafür! Hormone sind der Grund, warum wir beim Anblick eines Babys denken:

„Och Gott, ist der goldig!! So was brauche ich unbedingt auch zuhause!!"

Anstatt dran zu denken, dass das gleiche Baby seine Eltern 24 Stunden am Tag am Schlafen, Essen und Duschen oder an sozialen Kontakten mit Nicht-Eltern hindert und dass es über Jahre Inkontinenzmaterial benötigt. Wo wir grad drüber reden: Hormone sind der Grund, warum wir unseren Partner in der Entbindungsklinik anbrüllen: „Zwei Stockwerke drunter kannste dir gleich ne Vasektomie holen, denn DAS IST DAS EINZIGE KIND, DAS DU JE HABEN WIRST!!"

O-Ton einer Freundin von mir.

Hormone sind auch der Grund, warum die beiden noch zwei weitere Kinder bekommen haben, nebenbei bemerkt. Hormone sind diese Dinger, die durch den Körper hopsen und uns an einem Tag sagen lassen:

„Hach, ich bin ja sooo diszipliniert; ICH brauche keinen Süßkram und keine Chips. Oh, guck mal, ein halbes Salatblatt. Da will ich wohl mal dran schnuppern … uff, satt!"

Oder:

„Ach, lalala, dieses Tomätchen ist ja riesig, da kann ich mir ja einen Salat UND eine Suppe für 30 Kalorien draus machen."

Oder

„Ich versteh gar nicht, warum manche Frauen Probleme haben, in ihrem Kalorienrahmen zu bleiben. Wenn man wirklich will, ist das alles gar kein Problem!"

Dann, ein paar Tage später, bringen sie uns dazu, den Kitt aus den Fenstern zu fressen und mit Schoko verschmiertem

Mund zwischen zwei Bissen Kuchen zu sagen:

„Waff eff iff wenn iff faff bin?"

Oder:

„Ich kann nichts dafür, die Gummibärchen haben mich zuerst angegriffen. Ich saß unschuldig im Sessel und schwups fliegt mir die ganze Packung in den Rachen. Was hätte ich tun sollen? Ich musste mich schließlich wehren?"

Oder

„Ja, doch, ich bin sicher, dass Karamellpudding mit Taco-Chips und sauer eingelegten Perlzwiebeln eine gute Kombi sind!"

Oder:

„Wenn du es wagst, dich zwischen mich und diesen Teller Käsetortellini zu stellen, dann wird es das letzte sein, was du tust."

Oder eben:

„Watt?? 13.000 Kalorien heute?? Uuuups."

Wenn's Euch auch so geht: ganz liebe Grüße!!! Ihr seid nicht allein.

Und ich hoffentlich auch nicht!!

Emotional Support Vogel

Liebste Freundinnen putziger Kuscheltiere,
vor ein paar Tagen hat jemand in den USA versucht, seinen Pfau mit ins Flugzeug zu nehmen, mit der Angabe, es handele sich um einen „Emotional Support Peacock", also einen Pfau, der der emotionalen Unterstützung dient. Sofort warf ich mich weinend gegen den Computer-Bildschirm und jaulte: „Ich will auch einen Emotional Support Peacock!!"

Die letzten Tage waren nämlich von Begegnungen geprägt, die ziemlich unerfreulich waren. Damit meine ich nicht den Klapptisch, der mir auf meinen gesunden Fuß gefallen ist (wir erinnern uns: Clairchen fiel vor ein paar Wochen vom Stuhl, als sie eine Vorratsdose aus dem Schrank holte und riss sich ein Band).

Ich meine auch nicht die Tatsache, dass ich riesige Blumensträuße geschenkt bekommen habe, obwohl ich mir eher wenig daraus mache. Die waren zum Dank von Kollegen, die meine krankhafte Neigung zu Star-Wars-Devotionalien ignoriert haben, obwohl ich monatelang immer wieder versucht habe, Hinweise zu geben („Hey, guckt mal, bei Lego gibt es einen Todesstern, das ist ja mal toll!" Nee, nix da.) Ich habe mich trotzdem über die Blumen gefreut, denn es war lieb gemeint. Ich vermute einfach, man hielt das mit dem Todesstern für einen meiner Scherze.

Nein, ganz anders:

Mein Schutzengel Herbie trifft sich anscheinend nach Feierabend mit den anderen Schutzengeln zum Saufen. Ach nee, ist ja meiner. Die treffen sich also zum Käsefondue essen. Und dann überlegen sie gemeinsam, was ihre Schützlinge grad so lernen müssen.

Meine Vermutung ist, dass Herbie gerade meint, ich müsste zum Ar*****ch-Flüsterer ausgebildet werden. Dafür hat er anscheinend den perfekten Menschen gefunden, den er mir in mein Leben gebeamt hat. Danke Herbie. Super Idee, Herbie.

Ich hoffe, du fällst vom Stuhl, das nächste Mal, wenn du den Käsefonduetopf aus dem Schrank holst!!

Wie wär's mich lernen zu lassen, wie man mit absurdem Reichtum umgeht? So ein Lottogewinn wäre mal ne Idee. Oder mit großzügigen Verehrern? Das wäre doch auf mal 'n Lernprozess!!

MannMannMann.

Ich will einen Emotional Support Peacock. Jetzt. Zur Not nehme ich auch einen Emotional Support Penguin. Wenn einer von Euch einen hat, kontaktiert mich bitte sofort. Danke!

Fressattacke Clairestyle

Liebste Freundinnen, sollte ich je über ein Tattoo nachdenken, dann ist dieser Spruch in der engeren Auswahl: „Nicht mein Zirkus, nicht meine Affen." Also, sollte ich jemals den Wunsch danach haben, mich mit Nadeln pieken und mir Tinte unter die Haut spritzen zu lassen. Und auch noch Geld dafür zu bezahlen, dass mich jemand mit Nadeln piekt.

Ob es der Ärger Anfang der Woche oder der Abschied von einem jahrelangen Wegbegleiter war, den ich gestern hinter mich gebracht hab ... Heute kam die Fressattacke. Ok, Ihr kennt so was nicht, weil Ihr ja alle ultradiszipliniert seid. Keine von Euch würde je zu einem Lebensmittel greifen, das nicht zuvor mit einem Barcode-Scanner bedroht und auf Kalorien geprüft wurde.

Deswegen will ich Euch Mal erklären, wie eine Fressattacke im #ClaireStyle aussieht: Man kauft ein Baguette und fühlt sich wie Rambo auf dem Weg in den Krieg, wenn er den Patronengürtel anlegt. „Mir doch scheißegal!", denkt Ihr und packt noch einen Heringssalat dazu, von dem Ihr später nur die Mayonnaise berechnen werdet, Fisch ist schließlich gesundes Eiweiß und hilft bekanntermaßen beim Abnehmen, harharhar. Dann noch einen Geflügelsalat dazu, gleiches Prinzip. Harhar.

Als Nächstes geht Ihr nach Hause und setzt eine Lasagnesuppe auf, und weil Ihr sowieso schon am Abgrund des Verderbens steht, löscht Ihr das angebratene Gemüse mit genau einem Eierbecher Rotwein ab. In einem „Jetzt ist mir alles egal"-Moment, schmeißt Ihr ein komplettes TK-Päckchen italienisches Gemüse hinterher und haut mit der Faust auf die leere Packung!

Was sich später beim Lesen der Kalorien auf der Packung als echtes Problem herausstellen wird, aber in dem Moment, da ist Euch alles egal!!

Weil Ihr ohnehin die Welle krimineller Energie in Euch spürt, nehmt Ihr auch keine Lasagne-Nudeln, NAHAIN! Ihr nehmt Cannelloni. Dann dreht Ihr den Herd auf, kippt einen Schuss Sojasoße in den Topf und fragt Euch, wie der Ritt durch die Sündenhölle weitergehen kann. Ein Blick in den Kühlschrank zeigt, dass da noch Schmelzkäse light drin ist, also macht Ihr waghalsig und mit zusammengekniffenen Augen gleich 2 EL davon in die Lasagnesuppe. Boh, was seid Ihr doch für gesetzlose Halunken.

Der Rest ist Warten und Wasser zugießen. Die Dosentomaten langsam und herzlos mit der Gabel zerquetschen. Von dem Zeug esst Ihr zwei Teller. Ha! Obendrauf, denn jetzt ist Euch alles egal, kommt noch eine Nicecream, von der Ihr später vergessen werdet, die Kalorien des Backkakaos aufzuschreiben, was Euch nachts um vier nochmal ans Handy treibt, um das nachzuholen.

Nach der ganzen Aktion blickt Ihr zurück und erinnert Euch, wie Fressattacken VOR der Ernährungsumstellung ausgesehen haben: Drei Portionen Nudeln mit Käsesahnesoße und echte Eiscreme hinterher. Kleiner Unterschied, oder?

Gleich werde ich die schwarzen Bohnen aufsetzen. Ich bin diese Woche über meinen Kalorien, aber das ist ok. Ich bin es mit den richtigen Lebensmitteln, und ich schreibe großzügig zu meinen Ungunsten auf. Ich merke die Tendenz, dass ich keinen Bock habe aufzuschreiben, und ehrlich gesagt rede ich gerade jeden Tag mit mir, schön fleißig weiter aufzuschreiben, weil mir das am besten hilft. Für mich ist nur wichtig, dass ich schön alles notiere.

Auch diese Phase wird wieder vorbeigehen. Irgendwie bin ich trotz allem froh, dass mich tatsächlich jetzt solche Dinge trösten wie die schwarzen Bohnen mit Zwiebeln und Tomatensoße und Tacogewürz. Morgen ist ein neuer Tag. Neues Spiel. Neue 1.800 Kalorien.

Uuuuuund los!

Du weißt, dass Du versuchst, abzunehmen, wenn …

Morgens, Ihr liebsten Kalorinetten! Es gibt ja so Momente, in denen hat man die Erkenntnis, dass sich die Prioritäten dramatisch verschoben haben. Oder anders: Du weißt, dass Du versuchst abzunehmen …

… mit einer Magendarmgrippe auf dem Klo sitzt und erst mal überlegst, ob sich das positiv beim Wiegetag niederschlagen wird

… wenn Du im Drogeriemarkt nicht bei den Kosmetika oder den Badezusätzen rumhängst, sondern bei den Körnern nach Flohsamenschalen suchst, und Du dem Verkäufer den Unterschied zwischen Flohsamen, Leinsamen und Flohsamenschalen erklärst

… wenn Du am Buffet eines Hotels oder einer Feier nach Eiern und Lachs greifst und mit einem Siegergrinsen reinbeißt

… wenn Du bei den Drogeriemarkt-Eiweißriegeln einen Lieblingsriegel hast (und: ja, die schmecken alle total unterschiedlich!! Vanille ist der Beste.)

… wenn Du plötzlich über Kleider nachdenkst, obwohl Du nur im Hochsommer welche trägst

… wenn Du im Fernsehen Dschungelcamp guckst und Dich fragst, wie viel Kalorien Maden und Würmer haben

… wenn Du im Supermarkt bei den Bananen zu den überreifen greifst und nicht zu den grünen (Nicecream, ick hör dir trapsen!)

… wenn Du adipösen Kollegen, die etwas über „Schilddrüse“ murmeln und sich todunglücklich mit ihrem Gewicht zu arrangieren suchen, so gern Dein Handy mit den Vorher-Nacher-Fotos unter die Nase halten möchtest

… wenn Deine Speisekammer plötzlich vier Sorten Hülsenfrüchte enthält

… wenn Du Deine Meinung zu Bohnen als Mehlersatz in Kuchen aus eigener Erfahrung ausführlich begründen kannst

… wenn die Olympiade Dir nur ein müdes Schulterzucken macht, weil Deine Helden des Alltags hier in der Community jeden Tag kämpfen und ihre Siege mit dir teilen

… wenn Du Dich bei wildfremden Menschen aufrichtig mitfreust, die ein Foto von der Zahl auf ihrer Waage posten

… wenn Du einen Schrittzähler besitzt

… wenn Du mitkriegst, wie jeden Tag! wildfremde Menschen sich gegenseitig helfen, trösten, aufmuntern und beistehen.

Wisst Ihr, was mich hier echt jedes Mal richtig rührt und freut? Diese riesen Hilfsbereitschaft. Dass es hier Diskussionen und Anfeindungen gibt, dass Menschen sich nicht grün sind, das ist fast überall im Internet so. Aber dass so viele ihre virtuelle Hand ausstrecken und einen anderen Menschen unterstützen, das macht mir wirklich Mut. Was mich wirklich in der Tiefe meiner Seele berührt ist, dass bei all diesen Themen sofort min. 100 Menschen den Kopf heben und sagen: „Hey, was kann ich tun? Wie kann ich dir helfen? Was kann ich sagen, um dich zu trösten?“ Jeden. Tag.

Ich glaub, ich wollte einfach mal „Danke“ sagen.

KAPITEL 4

Sternzeichen

Liebste Freundinnen der kandierten Erdnuss,
Wollt Ihr wissen, was meine größte Leistung des Tages war? Dass ich nicht die schokoladenüberzogenen Macadamias in Riesenmengen, sondern „nur" die simplen Nüsse in Riesenmengen gegessen hab. Circa eine Handvoll. Eine große Hand.

Also Hulk kam in meine Küche, griff in die Dose und gab mir Mandeln und Walnüsse. Ach ja, und von den fiesen Schokomakadamias fünf Stück. Welcher Depp hat die gekauft?? Ok, das war ich. Aber das gehört hier nicht her. Ver*****ter Dreck, was ist heute bloß los? Ich habe ja leider keine Ahnung von Astrologie, aber meine Vermutung ist:

Der kleine Scheunendrescher steht im 4. Haus des KFC-Drive-in und die Raupe Nimmersatt ist im Transit zum großen, hungrigen Bären, der sich vor seinem Winterschlaf noch mal vollfressen muss.

Habe vorhin hier durch die Community gescrollt: Es scheint nicht nur mir so zu gehen. Zum einen die Kälte (habe ich nie gut weggesteckt) zum anderen bin ich übermüdet. Wenn ich müde bin, dann kann ich wirklich von morgens bis abends Kohlenhydrate stopfen, bis zu dem Punkt, wo ich überlege, das Mehl mit dem Esslöffel pur zu mir zu nehmen.

Für Stunden konnte ich nur noch an Pfannkuchen denken (das sind die Dinger, die bei Euch „Krapfen" oder „Berliner" genannt werden.) Dabei feiere ich nicht mal Karneval! Im

Gegenteil: Ich bin überzeugter Karneval-Boykottierer. Aber Pfannkuchen … Boh ej.

Selbst ein ausgiebiger Mittagsschlaf und die Flucht ins Bett halfen nicht.

Zum anderen fühle ich mich auch gerade ohnehin ein wenig so, als habe man mir den Stecker gezogen. Als habe man dem putzigen Duracell-Hasen die billigen Discounter-Batterien eingelegt und jetzt kann er nur noch in Zeitlupe seine kleinen Zimbeln zusammenschlagen. In dem Zustand ist mein Körper der Überzeugung, man müsse dem System dringend Energie zuführen, und zwar am besten Kohlenhydrate und Fett im optimalen 70/30 Verhältnis. *seufz*

Auch das geht wieder vorbei. Es ist eine Phase. Es kann nur sein, dass ich in dieser Phase beim Pommes-Stand um die Ecke einziehe. *mehr seufz*

Ich scroll mich jetzt mal durch die Rezepte und versuche, einen Wochenplan zu machen. „Menge" durch „lecker" zu ersetzen.

Gute Nacht!

Dulce de Leche

N'Abend, Ihr Herzbesten,
meine Herren, bin ich grad aufgeregt! Ich bin so aufgeregt, dass ich fast völlig vergessen hätte, meine Kalorien für den Tag aufzuschreiben. Aktuell muss ich dabei gerade so aufpassen, weil ich sonst in eine „Ach, ist doch nicht so wichtig *mampf*, das hat ja fast keine Kalorien, *ups* Weißbrot, na, egal! Macht nichts, ich habe ja vorhin mit einem Salatblatt gesprochen"-Laune gerate.

Diese fiese, eklige Lalala-Stimmung: „Ach jetzt hab ich so viel abgenommen und meine Klamotten passen fast alle wieder, na dann kann ich ja jetzt endlich die Schokoriegel-Dulce-de-Leche-Lasagne erfinden, mit der ich den Nobelpreis in der Kategorie ‚Dekadente Nahrungsmittel für Adipöse und solche, die es werden wollen' gewinnen wollte."

Dulce de Leche ist die Karamellcreme, die Ihr aus diversen Schokoriegeln kennt. Erstaunlicherweise wurde die immer noch nicht gesetzlich verboten. Ich bin immer wieder von mir selbst beeindruckt, wie problemlos ich das Blatt wenden kann zu: „Oh, mir ist ein halbes Kilo Sushi in den Mund gefallen."

Aktuell schreibe ich nämlich eine Bewerbung. Für einen Auftrag. Die Ausschreibung für das Projekt, die mir zufällig vor die Füße fiel, klang ungefähr so:

„Liebe Claire, alles, was du die letzten 20 Jahre jeden Tag gemacht hast, kannst du hier umsetzen. Alle Erfahrungen einbringen. Wir haben nur auf dich gewartet. Ach ja, und unser Büro ist bei dir um die Ecke. Außerdem haben wir Kekse."

Ja, was hättet Ihr denn gemacht?? Seht Ihr? Ging nicht anders. Jedenfalls bin ich jetzt so aufgeregt, dass ich im Bett hopsen könnte. Boing. Boing. Boing. Zwischendrin kommt immer wieder dieses Geblubber im Kopf: Du bist zu alt, die wollen bestimmt jemand Jungen! Und dann denke ich:

Jemand Junges kann niemals die Liste an Erfahrungen mitbringen, die die

gefordert haben! Wie auch?
Ja, aber die wollen bestimmt jemanden, der cool und hip ist!
Na und? Ich bin die inkarnierte Sendung mit der Maus!
Da bewerben sich bestimmt lauter super-tolle Leute …
Kann sein. Kann aber auch sein, du passt zu denen. Wenn du dich nicht bewirbst, findest du es nie heraus!
Meine Haare sind 4cm länger als auf dem Foto vom letzten Jahr!
Froillainchen, jetzt wird's albern.

Bitte drückt mir die Daumen!

Die Erfinderin der Alufolie

Liebste Mitstreiterinnen an der Kalorienfront,
1000 Dank für Eure aufmunternden Worte, die waren absolut Gold wert, denn ich habe mein Angebot von zwei Kolleginnen lesen lassen, die es völlig zerrupft haben.

MannMannMann. Wenn man mal mutig die Frage stellt: „Kannst du mal drüber gucken und mir Feedback geben?“, dann kommt die gutgelaunte Antwort: „Aber hallo!“. Was sagen die? Ich hätte zu viel Understatement und würde nicht genügend angeben. Ähm.

Ich fand meinen Text schon schlimm arrogant! In meinem Universum war das eine schlimme Angeber-Bewerbung:

„Hallöchen-Popöchen, ich habe die Alufolie erfunden! Aus allen meinen Körperöffnungen kommt Zuckerwatte! Ich bin der schärfste Hecht im Teich! Wenn Ihr wollt, könnt Ihr morgen früh um 5 bei mir zur Anbetung vorbeikommen.“

Ja. Hm. Nach Aussage meiner Freundinnen, die leider wirklich Ahnung haben, steht da wohl eher:

„Ich bin Kleindoofi mit Plüschohren. Ups. Jetzt musste ich ein Bäucherchen machen! Hoppla. Nochmal.“

Selbst- und Fremdwahrnehmung und so. Aber verdammte Hacke, sie haben ja recht. Das kleine Diplömchen? War im Kaugummi-Automat. Zusatzausbildungen in den USA? Kam ich grad auf dem Weg zum Aldi vorbei. Die beiden Kinder, die ich neben meiner Sieben-Tage-Woche ohne einen Tag Mutterschutz oder Elternzeit großgezogen hab? Die waren in der Kellogs-Packung mit drin. Dummdidumm. Die zwei Bücher? Ach, ich rede ja sowieso den ganzen Tag, da kann ich ja wohl auch mal zwei Sätze aufschreiben und drucken lassen, was?

Andererseits ärgere ich mich natürlich ständig, ständig darüber, wenn ich unterschätzt werde. Ich bin ein totales Arbeitstier. Ich liebe meine Arbeit. Für mich gibt es nichts Spannenderes als die Beziehungen von Menschen untereinander

- und zu sich selbst. Ob im Privaten oder auf Arbeit. Ja, aber muss man das dauernd rumerzählen? Können die sich das nicht denken? Ich würde mich doch nicht bewerben, wenn ich das nicht alles rauf und runter könnte, was die wollen.

Nein, ich weiß, sie können sich das nicht denken. *brummelbrummelbrummel*

Als ich das Feedback von meinen Kolleginnen bekam, dachte ich: ok, nochmal von vorne. Ich vermute auch: Die zweite Version, die ich ihnen gerade geschickt habe, werden sie wieder zerpflücken - so lange bis es stimmt. Insofern: Ich war so froh, zwischendrin Eure Ermutigungen zu lesen, das hat mich so getröstet und aufgebaut!!

In die zweite Version habe ich geschrieben:

„Jetz hömma zu! Wenn du dein Projekt wirklich ma richtig auf die Hinterbeine stellen willst, Freundschen, denn rufste mich an, aber flotti-karlotti, und wir reden Zaster. Weil: ohne Moos nix los. Ich räum Dir da auf und sortier Euch den Laden um von oben nach unten, dass du den Eingang zur Kantine trotz Bockwurstgeruch nicht mehr findest, wenn ich mit Euch fertig bin! Meine Freunde nennen mich mächtiger, prächtiger Großmufti, aber Ihr dürft Majestät zu mir sagen.“

Ok, ok. Neues Spiel, neues Glück. Nein, wir geben nicht auf. Ja, wir machen weiter.

Berglinsen

Liebes Tagebuch, heute war ich artig. Lieber Weihnachtsmann: kannst gleich mitlesen.
Ach, und liebe Karma-Bank: take notes. Claire hat in die App geguckt und einen Plan gemacht und war dann einkaufen. Meine Impulskäufe, die nicht auf meiner Wunschliste standen, waren: Quinoa und Amaranth (weil ich da auch ein paar verschärfte Rezepte in einer App gesehen hatte). Kein Süßkram. Keine TK-Fertiggerichte mit fancy Namen und sinnlosen Kalorien. Ich habe meine Linsenvorräte aufgepimpt (sexy Berglinsen, yay!) und dann habe ich Lebensmittel verstaut. Nach einer kleinen Erholungspause hab' ich angefangen vorzukochen und einzufrieren. Denn wenn ich nach einem Arbeitstag nach Hause komme und noch zwei Stunden am Schreibtisch arbeite, dann steht mir der Sinn abends nur noch nach schnell und lecker, und alles andere ist mir egal. Ich muss was Gesundes und Leckeres im Kühlschrank haben, sonst mach ich nur Blödsinn.

Btw. der Wirsingkohleintopf, den ich gekocht habe, ist legendär! Wir haben heute kleine Gäste (die Nachbarn haben eine Party oder ein Geschäftsessen oder eine Asterix-würdige Käsefondue-Orgie. Egal, wir hüten Ihre kleinen Mäuse), und sogar die lieben diesen Eintopf. Macht satt, ist lecker und tröstet über den Winter und die Kälte und Trumps Aussagen nach Highschool-Schießereien.

Exkurs zu den kleinen Mäusen: Das ist so lustig mit denen. Man kann so viel Blödsinn mit denen machen, und die schütteln sich vor Lachen. Das ist dann wieder so süß, dass ich lachen muss. Man muss das genießen, so lange, wie es dauert. In ein paar Jahren sind sie in der Pubertät und haben dann vermutlich einen britischen Humor so staubtrocken wie Dinkelmehl.

Die letzten beiden Wochen liefen unter Kalorien-Gesichtspunkten nicht so super: Immerhin habe ich allen Impulsen widerstanden, die Kalorien nicht einzutragen. Darauf bin ich übrigens dieses Mal besonders stolz. In solchen Phasen hätte ich früher einfach keine Kalorien mehr aufgeschrieben und mich nicht mehr gewogen. Dieses Mal: Mit Seufzen und Fluchen alle 3.500 bis 5.000 Kalorien pro Tag eingetragen UND am Wiegetag gewogen, obwohl ich einen spontanen Wunsch hatte, die Bodenbitch einfach zu nehmen und aus dem Fenster zu werfen. Uff.

Trotz extremer Übellaunigkeit an einigen Tagen der letzten Woche habe ich auch dem Wunsch widerstanden, Fettuccine Alfredo zu machen, zu essen, darin zu baden, und meinen Namen in „Alfreda Fettuccine" zu ändern. Auch das betrachte ich als besondere Leistung, auf die ich ziemlich stolz bin. Jetzt muss ich nur noch morgen das Angebot rausschicken … Nach dem Spiel ist vor dem Spiel und so.

So, lieber Karma-Weihnachts-Bank-Mann: Notier Dir das bitte!!

Danke.

Grober Blödsinn

Liebste Kalorinetten!
Falls sich jemand hier fragt, warum ich weder ein Foodblog betreibe noch einen Instagram-Account mit tollen Foodfotos, dem sei gesagt: Meine Essensfotos sehen meist aus wie eine Unfalldokumentation. Daher zeige ich auch meine heutige kulinarische Bestleistung nicht.

Mein Kind sagte beim Anblick des Tellers nur: „Das esse ich nicht.“ - Dabei war's gar nicht so schlimm. Ach so, ja: Es sollten Pumpkin-Pancakes werden. Mit nur 1 EL Mehl und püriertem Kürbis (vorgekocht). Es wurde … ein Erlebnis, sagen wir so. Ein Erlebnis, das niemals wiederholt werden wird, obwohl es geschmacklich nicht so schlimm war, wie es aussah.

Als vor der Geburt im Himmel die Fähigkeit verteilt wurde, Essen schön zu dekorieren oder Blumen schön in einer Vase anzurichten (die werden nämlich zusammen verteilt), da war ich gerade damit beschäftigt, dem Engel vor mir Papierkügelchen in seine Locken zu schnipsen und mich über die Aussprache des Eigenschaften-Verteilers lustig zu machen.

Ich hatte nämlich fünf Minuten vorher bei „ausgeprägter Sinn für groben Blödsinn“ als erste die Hand gehoben, und seien wir ehrlich: Alle Eigenschaften, die danach noch im Angebot waren, sind vollständig an mir vorbei gegangen.

Deswegen: Wenn Ihr mir folgt, braucht Ihr starke Nerven, denn ab und zu poste ich mein selbstgekochtes Essen, und es sieht niemals gut aus. Wenn Ihr also schreibt: „Äh, was soll das sein?“, dann habt Ihr vollkommen recht.

Heute früh hat mich hier jemand gefragt, wie ich mit Ablehnung umgehen würde, wenn mein Angebot nicht das Rennen macht. Das ist ein völlig anderes Thema, weil ich mich ja nie als Foodbloggerin bewerbe.

Was solche Sachen angeht, versuche ich mich an der „Dieter-Bohlen-Methode“. Kennt Ihr nicht? Dann aufgemerkt:

Bohlen hat mal in einem Fernsehinterview sinngemäß

erzählt, am Anfang seiner Karriere sei er in Clubs aufgetreten, wo am Beginn des Auftritts 100 Leute waren und am Ende noch zehn, die ihn ausgebuht hätten. Er rannte mit seinem Demo-Band von Plattenfirma zu Plattenfirma und bekam nur Absagen. Allerdings hat er sich davon nicht beirren lassen, sondern einfach unbeirrt weitergemacht (you can win, if you want) bis ihm irgendwer irgendwann einen Vertrag gegeben hat (das war wohl dieser Brother Louie, Louie, Louie) und dann ist er mit seiner Cherry Lady in den Sonnenuntergang geritten.

Als ich die Geschichte vor 10, 15 Jahren gehört habe, dachte ich: „Das ist genau das, was dir fehlt: Hartnäckigkeit und Biss.“ Inzwischen gibt es dazu Untersuchungen, dass genau diese beiden Eigenschaften mehr über Erfolg entscheiden als Talent oder Kompetenz. Daher bin ich dabei, genau das zu lernen. Da mir beides nicht in die Wiege gelegt wurde, ist das ein ziemlicher Prozess, Misserfolg und Scheitern sportlich sehen zu lernen und einfach weiter zu machen.

Zwischendrin muss ich mich natürlich auf den Boden werfen und bemitleiden und ausgiebig jammern. Ganz klar. Mir helfen zwei Sachen: Das eine ist mein Alter: Rückblickend habe ich gesehen, dass ich bis jetzt und heute alles überlebt hab, und das ist schon mal ziemlich gut! Und ich habe eine gute Freundin, die in diesen Fällen sagt: „Dann sollte es nicht sein. Es kommt bestimmt etwas Besseres. Für irgendwas ist es gut. Auch wenn wir es jetzt noch nicht sehen.“ Bisher hatte sie immer recht.

Ach ja, und sorry für den Ohrwurm, Ihr seid doch my Heart, you’re my Soul.

Abenteuer mit Brot

`löchen, Ihr Lieben!
Heute früh saß ich müde in der S-Bahn und sah ein Werbeplakat mit einer Adresse, bei der man sich melden kann, wenn man häusliche Gewalt erlebt. Schläfrig wie ich war, dachte ich: „Da musste hin!“

Als ich das genauer las, wurde mir natürlich klar, dass es um Gewalt durch Fremdeinwirkung geht, und die einen nicht nehmen, wenn man sich permanent nur doof anstellt.

Also z.B. ne Vorratsdose aus’m Schrank holt, vom Stuhl fällt und sich dabei ’n Bänderriss holt. Sich auf den gesunden Fuß einen Klapptisch fallen lässt oder ... beim Brotschneiden abrutscht und sich mitten durch den Fingernagel schneidet.

Liebe Freunde, was ich dieses Jahr auf einer Fläche von 10 Quadratmeter in meiner eigenen Wohnung an Verletzungen mitgemacht habe ... das habe ich in den letzten fünf Jahren zusammen nicht gehabt.

Das Brot war ein Wurzelbaguette, schon ein wenig hart, hatten mir die Nachbarn geschenkt. Erst hab’ ich überlegt, ob ich es gar nicht erst annehme, weil ich doch nur noch Knäckebrot esse, und dann kam der Suchtfaktor: Oh guck mal: Weißbrot, mjam mjam.

Also habe ich mir das Messer gegriffen, das am nächsten lag, und das war das Tomatenmesser mit den scharfen Zacken. Für einen Moment dachte ich noch: Wirklich? Du willst Brot essen? Du hast extra keins gekauft. Aber dann: Ach, einmal ist kein Mal, nur eine Scheibe, Blabla.

Ich wusste immer, dass die Fingerkuppe endlos viele Nerven hat (schöne Grüße an unsere Freunde aus der Neurologie) aber, dass unter dem Fingernagel auf Tausende sind ... na ja, jetzt weiß ich’s.

Das Brot blieb übrigens unversehrt, im Stück. Was das mit Abnehmen zu tun hat?

Braucht Ihr noch andere Argumente für Low Carb??

PS: Ihr Lieben - eben kam die Absage. Uff. Wirklich, wirklich schade, weil das genau mein Auftrag gewesen wäre. Ich werde mich jetzt ein wenig selbst bemitleiden und zwei, drei Grünpflanzen aus dem Fenster werfen. Und dann mal weitersehen.

Heute Abend gibt es zur Abwechslung mal wieder Wirsingkohlsuppe.

Vielleicht werfe ich die aber auch noch aus dem Fenster.

Sirtaki

Liebste Kalorinetten,

Danke Euch allen noch mal für die wirklich lieben Worte, die mich unheimlich getröstet haben. Meine Nachbarn danken Euch auch! Na ja, die, die ganz unten wohnen, danken Euch. Diejenigen, die direkt unter mir wohnen hingegen, waren nicht so glücklich. Statt Dinge aus dem Fenster zu werfen, haben das Kind und ich nämlich erst einen Film geguckt, der in Griechenland spielte, und dann habe ich Ihr Sirtaki-Tanzen beigebracht („Oppa!").

Damit bin ich meinem mütterlichen Bildungsauftrag nachgekommen, denn ich möchte nicht, dass das Kind eines Tages dasteht und als einzige nicht Sirtaki tanzen kann, wenn es mal drauf ankommt. Wer von uns kennt das nicht? Man ist auf einer Party, jemand wirft den ersten Teller, alle schreien „Oppa!", und Du steht in der Ecke und hältst Deinen Teller fest, anstatt zu werfen und zu tanzen. Blöd, so was.

Das Tanzen hat meine Laune tatsächlich ein wenig verbessert. Also: Schon allein die Tatsache, dass der Fuß wieder so verheilt ist, dass ich wieder ein wenig tanzen kann. Was noch? Ich war mal wieder einkaufen und hab jetzt alle Zutaten zuhause für den „Dinkelfloh" und die Skyrbrötchen: Brötchen aus Zutaten, die man nicht in Brötchen vermuten sollte wie Flohsamenschalen und isländischen Quark. Die ganze Zeit guckt mich diese Flohsamenschalen-Packung an und ruft: „Nimm einen Teelöffel, koste mich! Koste mich!" Aber auf der Packung steht, dass man praktisch für einen halben Teelöffel von dem Zeug vier Liter Wasser trinken muss, weil sonst schlimme Dinge passieren, und das gruselt mich etwas. Ehrlich gesagt seh ich mich morgen früh schon aufstehen und doch lieber Knäckebrot essen, aber - hey! Wer weiß? Vielleicht überkommt es mich ja doch und ich backe mit dem Zeug?

Der Tag heute lief ganz gut, allerdings habe ich seit Montag einen Appetit auf Walnüsse, ganz fürchterlich. Ich hatte natürlich leider auch noch welche da, insofern: Diese Woche gingen ca. 500 Kalorien für Walnüsse drauf. Grad musste ich mal nachgucken, welche Nährstoffe da drin sind, und das sind so einige. Das tröstet mich ein wenig. Aber kalorienmäßig? Puh. Nee. Aktuell halte ich mein Gewicht, das ist es auch schon, aber die angedachte weitere Abnahme? Nicht in Sicht.

Da ja letzte Woche nicht nur die Absage kam (was schon ärgerlich genug war), sondern mich die alte Arbeitsmühle mit Ihren 60 Stunden pro Woche wieder voll im Griff hat, ist „halten" eigentlich schon ein grandioser Erfolg. Ball flach halten und so. An vier Tagen war ich gleich nach dem Sandmännchen im Bett.

Diese Müdigkeit! Übermüdet sein führt bei mir zu fürchterlichen Fressanfällen. Daher muss ich mich selbst immer wieder erinnern: Halten ist erst mal völlig ok. Nein, es ist mehr als ok: Es ist wirklich super! Ich wünsche Euch einen sonnigen Sonntag!

Habt's fein!

Dating Apps

Einige Posts hier in den letzten Tagen haben mich nachdenklich gemacht. Sollte es Zeit sein, nicht nur auf Job- sondern auch auf Partnersuche zu gehen? Sollte ich es wagen, eins dieser Datingportale im Wechsel mit Stepstone zu durchforsten und auszutesten, welche lustigen Nachrichten frau so erhält? Wenn ja: Was schreibe ich über mich? Vielleicht diese 10 bis 30 Fakten über mich:

Eingefleischter Startrek-Fan (Basiskenntnisse in Klingonisch vorhanden), nichtrauchende RnB-Aficionada (die immer noch Funkmaster Confetti und Mallorca Joe auf kissfm nachtrauert) und bekennende Teilzeit-Vegetarierin sucht (Salsa-)Tänzer mit Humor (keinen Mario-Barth-Lacher), der seinen inneren Ash-Tyler (siehe Foto oben rechts) gefunden hat.

Oder lieber:
Warmherzige Psychomutti (U50, U175 cm U65 kg) sucht liebevollen Bergfan für gemeinsame Wanderungen und lange Abende vor dem Kamin (also, wenn Du einen hast!).

Oder lieber doch:
Meine Freunde finden, ich sehe aus wie eine Mischung aus Pumuckl, einer sympathischen Tatortleiche (sehr hellhäutig) und General Leia aus Star Wars (in der Ü60-Version). Was sie besonders an mir schätzen, ist mein schwarzer Humor (harhar), meinen messerscharfen Geist (denn was sich reimt, ist gut) und meine unübertroffene Loyalität (Winter is coming). Wenn Du lieber RnB als Techno hörst, besser reden als Auto fahren kannst und weißt, dass Genitalfotos niemanden außer dem Mohel interessieren, der damals Deine Beschneidung durchgeführt hat, dann schreibe mir unter …

PS: letzte Woche im Seminar:

Ich: Man sollte wenigstens ein paar Grundlagen auf Klingonisch sagen können. Z.B. „Klingone bleiben!"

TN: So was kann nur Sheldon Cooper aus der Big Bang Theorie, das ist ja totaler Nerd-Kram!

Ich: tlhIngan maH taHjaj.

Gruppe: *schweigt*

Die „Light Variante"

Guten Abend, liebste Kalorinetten,
Meine Herren, hat's mich erwischt. Vor ein paar Tagen fing es mit Bauchgrummeln am Nachmittag an und ein paar Stunden später lag ich gekrümmt zuhause in der Ecke und habe versucht, mit Wärmflaschen, Kümmeltee und sonstigen Hausmitteln gute Besserung herbeizuzaubern. Nix da.

An Schlafen war nicht zu denken.

Also habe ich mich mitten in der Nacht auf die Suche nach irgendwelchen Medikamenten gemacht und irgendwas gefunden, was annähernd versprochen hat, den Zustand zu lindern (Ablaufdatum war März 1925).

An der Stelle wurde mir klar, wie dreckig es mir geht: Ich nehme selten Medikamente bzw. Schmerzmittel und versuche immer erst mal alles andere.

Am nächsten Tag habe ich meinen Arzt am Telefon mit der Frage beschossen:

„Was um Himmels Willen ist das? Lebensmittelvergiftung?"

„Nee", lacht er fröhlich, „das ist diese Magen-Darmgrippe in der Light-Variante."

„Was genau ist daran light?"

„Na ja, weder übergeben Sie sich, noch haben Sie Durchfall oder Fieber. Und essen können Sie auch. Bei Ihnen sind nur die Schmerzen schlimmer."

Hurraaaaa.

Soll ich jetzt darauf stolz sein, dass ich sogar noch essen kann, wenn andere schon brechen?

„Während Villariba noch bricht, isst Villabajo schon wieder! Hey! Deswegen ist Villabajo auch im Moppelforum angemeldet!"

Ok, es handelte sich um Zwieback, Haferschleim und Hühnersuppe, die ich für ein Allheilmittel halte. Insofern: Ich geh wieder ins Bett. *winkewinke*

Datenvolumen

Wir müssen reden. Ick krieg 'n Föhn, ej. Uns Clairchen sitzt mit dem Notebook in der Küche, netflixt ein bisschen, trinkt literweise Tee und versucht herauszufinden, wohin sie mit Ihrem Handyvertrag wechselt. Es ist völlig ok, wenn Ihr jetzt weiter scrollt, weil Ihr mein grenz-suizidales Gejammer und Gefluche nicht hören wollt. Aber jetzt mal im Ernst: Was soll der Mist? Ich will doch nur herausfinden:

- Anbieter Phonymax bietet Datenvolumen 27 Terrabite zu Preis 12,50€
- Anbieter Maxiphone bietet Datenvolumen 27 Terrabite zu Preis 14,50€
- Anbieter Telemax bietet Datenvolumen 27 Terrabite zu Preis 18,50€

IST DAS DENN SO SCHWIERIG?? Anscheinend. Was ich jetzt erfahren habe, ist: Phonymax bietet mir 10 % günstigere Tarife, wenn ich nicht nur SMS nach Indochina dazu buche, sondern auch nachts zwischen 24:00 und 0:00 nach Simbabwe telefoniere. Das ist ja grundsätzlich schön. Aber 10 % wovon??

Wenn ich heute noch den Vertrag online bei Telemax abschließe, bekomme ich einen Stabmixer GRATIS dazu, hey. Aber was der Vertrag mich kostet und welche Leistungen ich dafür bekomme?? Das erfährt man nicht.

Maxiphone verspricht mir dafür eine hohe Datengeschwindigkeit, wenn ich ein Schnullewupskabel habe (habe ich das? habe ich nicht ein Schnippefax-Kabel?) und das für 25 % weniger. Aber weniger als WAS?? Als ein Haus? Als 20€? Macht mir Schreikrämpfe so was, Leute.

Bezug zum Abnehmen? Na, ganz einfach: Ich brauche genug Datenvolumen, falls ich mir mal die Kalorien für eine Pizza aufschreiben muss. Da fragt Ihr noch?

KAPITEL 5

Mandelmus mit Sojajogurt

Lennard: „Isst du jetzt den ganzen Kuchen auf?"
Raj: „Wieso nicht? Ich hab' doch niemanden in meinem Leben, den interessiert, wie ich aussehe."
Lennard: „Hast du schon wieder Bridget Jones geguckt?"

The BigBang Theorie

Natürlich interessiert mich, wie ich aussehe, und was ich wiege, und zwar sehr!! Ich bin nur heute wie so oft an dem irrationalen Schmoll-Punkt, an dem ich gern Größe 36 hätte und schon zum Frühstück drei Schokocroissants essen möchte. Kennt Ihr das?

Natürlich esse ich keine Croissants. Allerdings bin ich mir ziemlich sicher, dass der gequollene Amaranth mit dem Sojajogurt, dem Mandelmus und dem restlichen Schokopudding von gestern weder weniger Kalorien hat als süße Teilchen, noch in irgendeiner Weise gesünder ist. An dieser Stelle möchte ich mich offiziell für die Kombi rechtfertigen:

Der Sojajogurt: Eine Kollegin versichert mir glaubhaft, dass Soja das Allheilmittel gegen Wechseljahrbeschwerden sei. Nicht dass ich welche hätte, aber: Man weiß ja nie. Außerdem wird der hier immerzu gehypt. Wie sollte ich diesem sozialen Druck widerstehen? Also musste ich welchen kaufen. Ähm, und essen, bevor er morgen abläuft.

- Mandelmus: Ich dachte, das hilft mit dem Sojajogurt-Geschmack. War das ein Irrtum!
- Amaranth: Mein Speiseplan braucht ab und zu mal wieder was Neues, damit ich nicht in alte Gewohnheiten falle (Nudeln mit Nudeln und Käse und Nudeln mit Käse). Amaranth versprach orientalische Aufregung.
- Schokopudding: Wollte das Kind gestern. War noch ein Rest übrig. Irgendwo muss der ja hin. Erwähnte ich, dass das Mandelmuss den Sojajogurt-Geschmack nicht wirklich überdecken konnte?

Ich weiß nicht, ob es die Kälte ist oder die Überarbeitung oder die Müdigkeit - wahrscheinlich von allem ein bisschen. Die letzte Woche lief nahrungstechnisch unterirdisch. Ich weiß, es kommen auch wieder andere Zeiten, und ich weiß auch: Ich hatte schon schlimmere Zeiten als das jetzt.

Trotzdem würde ich heute früh gerne von einem reichen Elternpaar adoptiert werden. Ja, Mädels: So wie's mir heute geht, bin ich jenseits einer Partneranzeige. Ich möchte nette Eltern, die sich um alles kümmern. Die diesen ganzen irren Erwachsenen-Papierkram erledigen: Steuern, Rechnungen, diesen ganzen unnötigen, langweiligen Mist, der die Eintrittskarte dafür ist, dass man selbst entscheiden darf, wann man ins Bett geht.

Nebenbei sei bemerkt: Ich gehe mit Begeisterung um 20:00 ins Bett! Hey!

Letzte Woche telefonierte ich mit unserem wunderbaren Kinderarzt und fragte, ob er nicht ein Elternpaar kennt, die gern jemand adoptieren möchten, der auf die 50 zugeht, stubenrein ist und in dessen Ausbildung man nichts mehr investieren muss. Er will sich mal umhören, macht mir aber wenig Hoffnung.

Ich werde jetzt meine innere Bridget Jones nach draußen bringen und spazieren gehen.

Macht's Euch fein.

Celeste Barber

Kennt Ihr Celeste Barber? Wenn Ihr sie noch nicht kennt, unbedingt abonnieren - auf Instagram, auf FB, wahrscheinlich ist sie auch auf Twitter. Legendär. Celeste Barber, die Instagram-Fotos von sexy Promis nachstellt. Auf ihre Art.

Also, ich weiß nicht, wie's Euch geht, aber mich erinnert sie an mich selbst und meine Versuche, cool und sexy zu wirken.

Meist falle ich dann einfach nur hin oder stolpere über meine Schuhe oder merke nicht, dass meine Wimperntusche verschmiert ist und ich wie ein Panda aussehe.

Man steht zwei Stunden vorm Spiegel, probiert 30 Klamotten-Kombinationen aus und auf dem Foto stellt man dann fest, dass die Frisur aussah wie ein explodiertes Sofakissen, die Bluse zu eng sitzt oder das neue Kleid den Charme eines vergilbten Klassenfotos von vor 30 Jahren ausstrahlt (und wenn Du es 1000 Mal „Vintage" nennst, für mich bleibt es „Altkleider-Tonne").

MannMannMann, ich weiß noch, als ich meinte, drei Sorten blonde Strähnchen haben zu müssen. Oder den berühmten Meg-Ryan-Fransen-Stufen-Haarschnitt, mit dem ich nie wie Meg Ryan aussah, sondern immer wie jemand, der dringend zum Friseur müsste.

Für meine Hochzeit hatte ich mir damals eine ganz tolle Hochsteckfrisur wie aus dem antiken Griechenland ausgesucht. De facto sah ich aus wie ein Mops mit Korkenzieherlocken, der sich in die 70er verirrt hat.

Dieser „Boyfriend"-Look? Mit dem diese super femininen, hübschen Frauen besonders cool und sexy aussehen? Clairchen sieht aus wie eine wetterfest eingewickelte Erzieherin, die mit einer Kindergruppe zum Früh-Schlammcatchen geht.

Ach, Celeste … danke, dass es Dich gibt.

Kontrolleti-Sterne

N'Abend liebste Kalorinetten,
meine Theorie ist folgende: (Kinder setzt Euch hin, Tante Claire, erklärt Euch die Welt. Ja, Du dahinten auch! Hör auf zu zappeln und leg den Nutella-Löffel weg. Sach mal, ich glaub' es hackt!) Wo war ich? Ach ja: Meine Theorie:

Jede von uns hat 20 goldene Kontrolletti-Sterne, die sie am Tag vergeben kann. Ein Kontrolletti-Stern (KS) ist der Aufwand, die Nerven, die Kraft, die Du brauchst, um irgendwas zu wuppen, was Dir nicht ratzefatze in den Schoß fällt oder was Du besonders gern machst.

- Star Trek Discovery gucken = 0 KS
- Ein Teller Nudeln mit Käsesoße essen = 0 KS
- Mit einem guten Buch in der Sonne liegen = 0 KS
- Sich gesund und im Rahmen seiner zulässigen Kalorien ernähren = 5 KS
- Öffentliche Verkehrsmittel in Berlin im Berufsverkehr nutzen = 2 KS (Ja, es kostet mich was, keine fremden Leute auf der Rolltreppe anzubrüllen: „RECHTS STEHEN! LINKS GEHEN! Kanndochnichso schwersein!")
- Arbeiten unter guten Bedingungen = 4 KS (Schließlich muss ich aus meinem Schlafanzug raus, Wasser und Seife benutzen, mich vorbereiten und kann nicht mittendrin sagen: „Ok, jetzt will ich lieber draußen spielen. Schüßikowski.")
- Arbeiten unter schlechten Bedingungen: 8 KS (Logisch, oder?)
- Total übermüdet sein und seinen Alltag bestehen = 10 KS
- Kinderbetreuung, wenn die Kinder heiter gut gelaunt und gesund sind und in der Schule keine Probleme sind

= 4 KS

- Kinderbetreuung, wenn deren Laune mies ist / sie krank sind / Schulprobleme bestehen = 12 KS
- Kinder in der Pubertät, die harmlos verläuft = 12 KS
- Kinder in der Pubertät, die eine echte Pubertät haben (inklusive dem, was bei den Entwicklungspsychologen „risikofreudiges Verhalten" genannt wird, aka: Experimente mit Drogen, Alkohol, Kriminalität, risikofreudiges Sexualverhalten jeder Couleur) = 18 KS
- Partner, die hohen Unterstützungsbedarf haben, weil sie Depressionen oder dicke Alkoholprobleme haben: 20 KS
- Eltern, die einen nicht unterstützen, sondern einen tyrannisieren = 20 KS

Usw. die Liste geht noch ewig weiter. Die Rechnung kriegt hier jede von uns leicht hin: Wenn wir ein Kind in der Pubertät und einen miesen Job haben, dann sind einfach die verfügbaren 20 KS schon weg. Eure Kombi sieht vielleicht anders aus.

Woher also dann die Kraft nehmen für die 5 KS, die das „im Rahmen der Kalorien"-Bleiben erfordert? Schlimmer noch: Teilt Ihr manchmal meine Illusion, dass man sich durch Essen KS dazu „kaufen" kann? Man merkt, dass man irgendwo Kraft tanken müsste, um seinen KS-Verpflichtungen nachzukommen - aber wo? Ach, guck mal: 'n Schokoriegel.

In meinem kleinen Köpfchen schiebe ich grad Pläne zur Aktivierung weiterer KS von links nach rechts:

- Sollte ich Vampir werden? Hm, wahrscheinlich illegal, außerdem krieg ich schon keine Blutwurst runter.
- Adoption? Bis jetzt hat sich kein Elternpaar bei mir gemeldet, um mich zu adoptieren.

Mein größter Schritt in den letzten Jahren war: Mich nicht mehr selbst fertig zu machen, wenn ich mal wieder mit 38 KS im Minus bin und dann das Essen nicht auch noch im Griff hab.

Mich öfter und besser abzugrenzen, wenn jemand mich zu viel KS kostet. Den Kindern Verantwortung für sich selbst zu geben, die altersgemäß zu verantworten ist. Echt wahr: Ein 14-Jähriger kann sich selbst die Schuhe anziehen. Crazy, oder?

Ich sehe allerdings: Da ist noch Platz nach oben. So viel zu meinen Gedanken für heute. So, und wenn Du den Nutella-Löffel jetzt schon weggepackt hast, dann lass ihn auch weg!

Knutscherchen!

Es gibt kein schlechtes … - SCHNAUZE!

Liebste Kalorinettis,
Erkenntnisse sind ja nicht immer erfreulich. Ich z.B. musste schon vor Jahren erkennen, dass ich nicht der „Es gibt kein schlechtes Wetter es gibt nur schlechte Kleidung“-Typ bin. Mein Organismus ist solarbetrieben:

- Die Sonne scheint = „Hurra!“
- Der Himmel ist grau = „Das ist eine Zumutung! Ich wandere aus! Das muss ich mir nicht bieten lassen! Dieses Wetter trachtet mir nach der Gesundheit! Hilfe!“
- Zusammensitzen mit netten Menschen = „Leute macht Platz, ich will Hava Nagila singen, mit den Fingern schnipsen und Bossa-Nova tanzen.“
- Zusammensitzen mit anders-begabten Menschen = „Meine Mama soll mich abholen. Jetzt. Und mir grüne Götterspeise mit Vanillesoße kaufen!“

Letzte Woche hatte ich darüber ein Gespräch mit einem guten Freund, der grad meint, auf einem spirituellen Weg zu sein. Haut der doch den Spruch raus: „Glück findet man nur in sich selber. Man darf sich nicht von den Umständen runterkriegen lassen. Ob man glücklich ist oder nicht, sollte nicht von den Lebensumständen abhängen.“ Hm.

Der Spruch von meinem Kumpel gilt für die Sorte Leute, denen du einen Goldklumpen schenkst und die dann jammern: „Boh, der ist so schwer, ich heb mir bestimmt ’n Bruch. Gab’s denn kein Platin? Wenn du mich wirklich lieben würdest, dann hättest du Platin gekauft.“

Für jemanden, dem grad das Universum in die Fresse geflogen ist, ist dieser Spruch blanker Zynismus. Versteht mich nicht falsch: Grundsätzlich ist das ja keine schlechte Idee. Es ist nur unglaublich arrogant, so was zu Menschen in schweren Lebenskrisen zu sagen:

- „Was, deine Frau ist grad fremdgegangen und hat dir ganz klar mitgeteilt, dass das an deinen miesen Qualitäten als Liebhaber liegt? Hey, ob du glücklich bist, liegt an dir!“
- „Oh, du hast grad eine Krebsdiagnose Stadium 4 erhalten? Hey, davon darfst du dich nicht runterkriegen lassen! Kopf hoch!“
- „Wie, dein Mann verprügelt dich und Eure Kinder ständig? Lass dein Glücklichsein nicht von einem fremden Menschen beeinflussen! Niemand kann dich glücklich machen, wenn du nicht glücklich bist!“

Hurra. Wovon ich ein großer Fan bin: Seine Lebensumstände ändern, um glücklicher zu sein. Das klappt nicht immer. Sich gut zu überlegen, mit wem man sich umgibt (klappt auch nicht immer).

Da ist nämlich diese Sache mit der Ausstrahlung: Meine subjektive Erfahrung ist, dass jeder Mensch vom ersten Tage seines Lebens an etwas mit in den Raum bringt. Nennt es Schwingung, Energie oder Ausstrahlung. Wenn man sich nicht abschottet und offen auf jemanden zugeht, dann merkt man das fast körperlich. Manche Menschen schaffen es sogar, mit ihrer eigenen Verkrampfung einen ganzen Raum in Anspannung zu versetzen, andere betreten den Raum und die Sonne geht auf.

Dann gibt es einfach gute und erschreckend ungünstige Kombinationen: Kollege A und Du, Ihr lacht über die gleichen Witze; Kollege B hört den gleichen Witz und guckt, als habe ihm ein kariertes Eichhörnchen auf den Schuh gepinkelt.

Nicht zuletzt gibt es meines Erachtens auch Orte, an denen wir aufblühen und Orte, an denen wir uns einfach nur unwohl fühlen.

Wenn man ein wenig sensibel ist, dann kriegt man all das ungefiltert mit, und das ist manchmal ätzend. Was man sich dann wünscht, ist ein Allheilmittel gegen diese „negativen Schwingungen“, die einen bisweilen durchfluten und die - Oh weh! - tatsächlich von außen auf uns zuströmen. Ratet mal, was für die meisten von uns SUPER funktioniert? Yep. Essen.

Übrigens: Mein Kumpel wurde letztes Jahr von seiner Freundin verlassen und hat seitdem 10 Kilo zugenommen. Überrascht das jemanden hier? Nee, oder? Essen, da war es wieder. Welcome back, old friend. Macht dick. Hatten wir schon. Wollen wir nicht mehr.

Es gilt also, andere, vielleicht bessere Strategien zu finden, die zu mir, meinem Alter und meiner Lebensform passen. Das schmälert meine Laune grad ein wenig. Das ist nämlich Arbeit. *jammer* *mecker* *seufz* Und das, wo ich heute in einer „Man bringe mir die Karibik auf einem silbernen Tablett"-Laune bin.

Euch allen trotzdem einen bezaubernden Sonntag! Denkt dran: Nur weil die Sonne scheint und der Frühling an die Tür klopft, müsst Ihr keine gute Laune haben! Ihr könnt auch schmollen und strunzbeleidigt sein, wenn
Euch grad danach ist!

Toffifee-Likör

Liebste Freundinnen der Quengelware, erinnert Ihr „alten Hasen" Euch noch, als die App eine Homepage war und einen Blog-Charakter hatte? Es ist schon ein paar Jahre her, da folgte ich einem jungen Menschen, der sich auf seine Hochzeit vorbereitete und - wie so viele hier - im Vorfeld Gewicht verlieren wollte. So weit, so Thermomix. Ach, da habe ich es auch schon erwähnt:

Als echter Küchengerät-Fan postete er jeden Tag seine kompletten Mahlzeiten, das kennt hier auch jeder von uns Kalorien-Kommissaren. Was allerdings einen gewissen Unterhaltungswert hatte, waren Posts wie:

Montag: Heute bei Fleischer zwei Frikadellen gekauft, hatte früh keine Zeit zum Vorbereiten. Abends haben die Nachbarn uns zum Angrillen eingeladen. Hatte drei Kilo Salat ohne Dressing und vier oder fünf eher kleine Bratwürste.

Dienstag: Partnerin und ich haben tolle Weihnachts-geschenke mit dem Thermomix vorbereitet: After-Eight-Likör, Mango Chutney, Toffifee-Brotaufstrich. Leider hat nicht alles in die vorbereiteten Dekogläser gepasst. Den Rest mussten wir dann vernichten *kicherkicher*

Mittwoch: Meinem Wellensittich geht es immer noch nicht besser. Muss auf Geschäftsreise und hab meine Freundin gebeten, ihn im Todesfalle einzufrieren, damit wir ihn zusammen beerdigen können. Frühstück: Vollkornbrot mit Lätta und magerem Schinken, mittwochs ist in der Kantine Schnitzeltag, also hatte ich natürlich zwei Schnitzel, aber nur ne halbe Portion Pommes und abends Omelett.

Dann:

Sonntag: heute Wiegetag. Ich kapier's echt nicht, ich war die ganze Woche im Kalorienrahmen und hab 400g zugenommen. Ich glaub, meine Waage ist kaputt. Oder das müssen doch Muskeln sein, vom Laufen am Flughafen.

Jedes Mal saß ich da und fiel fast vom Stuhl, wenn ich die Kommentare las: „Oh Mann, das geht mir auch immer so, der Körper ist ja voll komisch, vielleicht bist du im Hungermodus, du musst vielleicht mehr Kalorien essen!"

Sorry, Leute, ganz im Ernst, „Hungermodus", in dem der Körper den Stoffwechsel extrem runterfährt, passiert eigentlich erst bei extremem Nahrungsmangel wie Fasten oder Magersucht, nicht bei zwei Frikadellen mit Schnitzel-Chutney.

Was wir hier beobachten können, ist eine schöne „Eine Krähe frisst der anderen keinen Frühstückskuchen weg"-Reaktion. Kollektiv lügt es sich doch viel schöner. Hey!! Da bin ich ganz vorne mit dabei! Natürlich wünsche ich mir, unbegrenzt essen zu können und keine Konsequenzen davon zu tragen. Natürlich wünsche ich mir, dass es am Wetter liegt, an Donald Trumps Frisette oder an der Umweltverschmutzung, dass ich mein Zielgewicht immer noch nicht erreicht hab. Natürlich nerven mich die Aufschreiberei und der Verzicht bisweilen unendlich. Klar will man nicht unbedingt von jemand anderem hören: „Hat dein Problem vielleicht was mit dir zu tun?"

Also … kommentiert man eben nicht: „Froindschen! Also mal wirklich: Schnitzel mit Toffifee-Likör UND Pommes mit Wellensittich?? Dein Ernst? Weißt du, wie viel Kalorien so'n Wellensittich hat??"

Kam nicht. Denn - um das mal auf unser aktuelles Stiefkind, die „gesunden Lebensmittel" zu übertragen: Wenn die Ei-/Lachs-/Kichererbsenmengen eines anderen hier in der Community zu groß sind, dann muss ich vielleicht über meinen Skyrkuchen und meinen Bananen-Eiwaffeln nachdenken! Wo kämen wir denn dahin?

Die „Gesunden Kalorien"-Lebensmittel (Hülsenfrüchte, Huhn, Fisch, Eier) sind aktuell mein Problem. Ganz klar. Mich machen sie maßlos, ich muss wieder gegenlenken. Schade eigentlich.

Ich wäre sehr, sehr glücklich, jeden Tag 1 Kilo schwarzer Bohnen und 4-5 Eier zu essen und dabei abzunehmen.

Wisst Ihr, warum ich hier bin? Weil ich genau das da hier sagen kann, und mindestens 10 Leute finde, die sagen:

„Oh Mist, mir fällt's auch schwer, was mir hilft ist …, probier doch mal." Sich nicht mehr allein zu fühlen, scheitern dürfen, jeden Tag wieder von vorne anfangen dürfen und nicht allein mit sich und dem eigenen Kampf gelassen zu werden:

Das ist unbezahlbar. Danke Euch dafür.

Die Rückkehr des Rührteiges

Macht mal Platz da, Ihr super Food-Blogger-Foto-Ästheten-Filter-Fotografinnen! Eure Tage sind gezählt. Als Nächstes eröffne ich einen Instagram-Account, und mein erstes Foto wird mein heutiges Abendbrot! Selbst erjagt, im Drogeriemarkt bzw. dem Obstparadies am Bahnhof, und eigenhändig arrangiert.

Ich nenne es „Eiweißriegel an Apfel im Gegenlicht". Gott sei Dank bin ich ja in der Kunstszene gut vernetzt, daher werde ich wohl für das Foto in Kürze einen Käufer finden, der sich das in 2x3 m an die Wand klatscht. Abgesehen davon hat mein Abendessen tatsächlich nur ca. 300 Kalorien. Ha!

Na ja, gut, der Plan war ein anderer: Ich wollte heute Abend mein Kalorienkonto sprengen und irgendwas Warmes, Herzhaftes, Gesundes:

So'ne Bowl oder ein vietnamesisches Reisgericht mit viel Gemüse.

Also bin ich hier aus dem Hotel raus marschiert (nachdem ich in diesem Internet, von dem jetzt alle reden, drei Lokale in meiner direkten Nähe gefunden hatte) und hab mich auf die Suche gemacht.

Aber nix da: Es gab nur zwei Dönerbuden, in denen selbst die Verkäufer sich verdrückt hatten und die Dönerspieße sich einsam, allein und sehr, sehr tot in einer traurigen Ecke drehten.

Also zurück ins Hotel und die „Notration" ausgepackt. Nein, es begeistert mich nicht. Ja, es macht satt. Ja, ich finde, ich habe für diese Genügsamkeit einen Preis verdient. Nobelpreis oder Oskar, ganz egal was die noch so rumliegen haben, ich nehm alles.

An normalen Tagen würde ich darum nicht so ein Gewese machen: Ja, ist blöd, kommt vor; morgen wird wieder anders. Heute der Tag war der letzte von drei hammerharten Arbeit-über-mich-hinauswachs-Tagen. Das Wort Stress wäre zu harmlos, um das Arbeitspensum zu beschreiben, das hinter mir liegt.

Weswegen ich tatsächlich den Schoko-Rote-Beetekuchen meiner Kollegin mittags gegessen habe. Der ist ziemlich klasse, kaum süß, sehr kakaoig und saftig. Zuhause, also zuhaaaauuuuuse, habe ich dann noch einen kleinen Nussmuffin gegessen. Nun fragt sich die geneigte Leserin:

Nussmuffin? Wie kommt so was in Clairchens Wohnung? War nicht unser Clairchen Mitglied dieser Religion, die die Aufbewahrung von süßen Backwaren in den eigenen vier Wänden nur in der Weihnachtszeit duldet? Hatte nicht Clairchen mit ihrem Blut einen Eid auf dem Grab von Parzival geschworen, unnötigen Süßkram gar nicht erst anzuschaffen? Ok, es war kein Blut, sondern Latte macchiato und es war nicht Parzival, sondern das Grab des Meerschweinchens der Nachbarn, jetzt beißt Euch mal bitte nicht an solchen Details fest! Aber:

Man hat mir heute Darth-Vader-Muffins geschenkt. Hallooooo?! Darth Vader! Was hätte ich denn da machen sollen? Ja, Ihr habt ja alle recht: Die Dinger einfrieren und dann im gefrorenen Zustand nach den Nachbarn auf dem Weg zum Müll werfen, die man nicht leiden kann. Mach ich ja sonst auch immer. Aber heute - ok im Ernst: An der Tatsache, dass ich das Zeug gegessen hab', könnt Ihr sehen, wie sehr ich neben mir stand. Jetzt kommt's: Eigentlich waren die super lecker; nur für mich war das Zeug zu fett und zu süß. Mir war hinterher speiübel, weil ich diese Fettmengen nicht mehr gewöhnt bin. Der Geschmack hat sich echt verändert. Drum ist das mit dem Abendessen ganz in Ordnung.

Ach, und Freunde: Ich. will. kein. Wort. hören. Von wegen „Waaaas?? Rote Beete im Schokokuchen?“ Das ist 10000 Mal besser als Banane. Nichts gegen Euren Schokomops, aber heute sage ich: nieder mit der Banane im Schokokuchen. Ich tu ja sonst überall Banane rein, aber ich bin sicher: Dante hat den 7. Zirkel der Vorhölle geschaffen für Menschen, die Banane in Schokokuchen stecken. So. Weißte Bescheid.

Toleranz

Guten Morgen, liebste Kalorinetten. Nehmt Platz, nehmt Euch einen Keks aus Quark, Xucker, Lachs und drei Eiern und hört fein zu. Die Tante erklärt uns ein Fremdwort. Ej, Du da!!! Einen habe ich gesagt!! Die anderen drei wieder zurücklegen! Sach mal.

Heute reden wir über „Toleranz".

Ein krass-tolles, super Wort, das wir alle lieben, ähm also, wenn es darum geht, dass alle anderen unser lustiges Sosein aushalten müssen. Wir sind doch schließlich goldig. Wenn wir allerdings das Anderssein von unserem Gegenüber oder schlimmer noch, eine andere Meinung stehen lassen sollen? … Wie war das im Mittelteil? Watt für'n Ding? Wo war ich? Ach ja, Toleranz:

Das Wort kommt - haltet Euch fest - aus dem Lateinischen, von dem Verb „tolerare" und bedeutet „ertragen". Tante Claire hatte acht Jahre Lateinunterricht, die weiß das. Das kam in einer der Stunden dran, in denen ich nicht Schiffe versenken gespielt habe, darum habe ich mir das gemerkt. Damit können wir Toleranz sehr, sehr frei übersetzen als „die Fähigkeit zu ertragen". Achtung: Das ist nicht das Gleiche, wie akzeptieren = annehmen. Es ist einfach nur: aushalten, nicken, Schulter zucken, weiter scrollen.

Wieso erzählt die Tante uns das heute früh? Weil in diesem Internet, von dem jetzt alle reden, die Hälfte der Leute meint, berufen zu sein anderen zu sagen, dass deren Meinung gesetzlich verboten gehört. Ok, nehmt Euch 'n zweiten Keks, denn das, was ich jetzt sage, wird für einige sehr, sehr bitter sein: Ja, der Gesetzgeber hat die Äußerung bestimmter „Meinungen" verboten, denn das letzte Mal, als diese Meinungen viele „Likes" hatten, hat es Millionen von Leuten das Leben gekostet und den anderen ihr Leben ruiniert. Deswegen zählen die nicht mehr als Meinungen, sondern als Volksverhetzung.

So, und jetzt wollen wir uns mit unserem (ok, dritten) Keks

mal die Frage stellen: Ist die Äußerung, dass man zusätzlich zum Kalorienzählen noch in einer anderen App eine andere Form des Lebensmittel-Aufzählens praktiziert, eine Meinung, die frei geäußert werden darf, oder Volksverhetzung? Na? Hm. Schwierig!

Nee, gar nicht schwierig. Unterschiedlichkeit macht das Leben bunt. Vor allem Unterschiedlichkeit, die keinerlei Einfluss auf mein eigenes Leben hat. Wenn Pauli und Paula keine Kalorien zählen wollen, muss es mich dann um den Schlaf bringen? Ich sage: Nein. Wenn Susi und Schmusi mit drei Kilo Kichererbsen in Skyr abnehmen, muss es mich dann stören? Nein. Wenn Krethi und Plethi mit dem Programm nicht gut zurechtkommen, muss ich sie dann aus unserer Community ausstoßen und sagen: „Geh doch zurück ins Fetten-Land, wo du herkommst! Wir haben heute kein Vorher-Nachher-Foto für dich! Wir Heidi Klums lieben das und haben einfach Spaß mit gesunden Kalorien!"

Toleranz bedeutet, einfach mal zu sagen: Es richtet keinen gesellschaftlichen Schaden an, ich kann es ignorieren, es betrifft eigentlich nur den anderen selbst, also mach doch!

Wäre es nicht eher unwahrscheinlich und erstaunlich, wenn alle dasselbe gut fänden? Wenn bei allen das Gleiche funktioniert? Ist es nicht eine grandiose Chance, was über die Buntheit des Universums zu lernen, wenn jemand freundlich wie sagt: „Also, bei mir ist das so - wie geht's Euch? Was für eine bunte Blume in Gottes großem Garten bist du?" (Um mal „Fil und Sharkey" sehr frei zu zitieren). Meine Erfahrung ist: Es bereichert das eigene Leben unheimlich. Man kann nur dazu lernen.

Ist im Prinzip genau so, wie mit dem Schwul- oder Lesbischsein: Nur weil Paula lesbisch ist, bedeutet das weder, dass mein Heterosein falsch ist, noch dass man mir mein Heterosein wegnehmen oder mies machen will oder dass ich nur noch drei Tage die Woche hetero sein darf. Es bedeutet, dass Paula die lieben darf, die sie eben liebt, ohne dass ihr dafür jemand vor den Koffer tritt. Geht mich also nichts an. Alles

Liebe für Dich, Paula. Go ahead.

Bitte, bitte, kommt mir jetzt nicht um die Ecke und erzählt mir, im Alten Testament stünde, man dürfe nur Kalorien zählen. Da steht lediglich drin, dass Äpfel zwar nicht gezählt werden müssen, aber man leider, leider aus der Community rausfliegt, wenn man sie isst.

Habt ein schönes Wochenende!

„… und ich hab' nichts bemerkt!"

Guten Morgen, liebste Abnehmeretten! Während alle anderen Persönlichkeitsanteile von Claire noch ein Nickerchen machen, ist mein innerer Erklärbär jetzt leider aufgewacht und möchte mit Euch spielen. Nehmt Euren ONO und lauft also schnell weg, ehe er Euch findet und zutextet.

In diesem Abnehmforum schreiben viele ehemals sehr adipöse Frauen, dass sie nach ihren unglaublich beeindruckenden Abnahmen alte Fotos von sich finden. Die Reaktion ist häufig: „Ich habe gar nicht mitbekommen, wie fett ich wirklich war!"

Über 100 Kilo zu wiegen, also ein „ÜHU" sein, und es nicht mitkriegen? Jahrelang jeden Tag ziemlich große Mengen essen und nicht merken, dass da was nicht stimmt? Das kann doch nicht sein?

Doch, doch, doch, das kann man hinkriegen. Es ist nicht so leicht, drum gebt fein acht, die Tante erklärt Euch heute früh was über lustige Verdrängungsmechanismen. Schwieriges Wort, ich weiß. Hier habt Ihr noch ein leichtes Wort zum Trost: „Nutellabrot". So, bitte. Jetzt geht's weiter.

Leider, oder besser Gott sei Dank blendet unser Gehirn mindestens 80 % der auf uns einströmenden Informationen aus, sonst würden wir nämlich durchdrehen. Oft blenden wir richtig wichtige Infos aus: Unser Partner kommt frisch geduscht und nach fremden Frauenparfum duftend nachts um halb 6 von der Weihnachtsfeier und hat Lippenstift am Kragen? Na, da wird wohl jemand „Julklapp mit Lippenstiftküsschen" gespielt haben. Habe ich noch nie vorher gehört, aber wenn er das sagt, dann wird's wohl so sein.

Auf dem Familienkonto hebt er wöchentlich mit seiner EC-Karte freitags zehn Mal hintereinander 50 € ab? Hm? Hm? Na, kommt wer drauf?

Meine Erfahrung ist, dass wir umso besser ausblenden, je mehr wir zu verlieren haben, wenn wir richtig hingucken würden. Alles, was zu schmerzhaft ist und uns zu sehr ängstigt, versuchen wir auszublenden. Wir sind ja nicht blöd.

Ein gemeinsames Haus mit einem riesigen Kredit abbezahlen, drei kleine Kinder, vielleicht noch gemeinsam geschäftlich involviert sein: Das ist ein gutes Rezept, um wirklich alles auszublenden, was falsch läuft. Denn ... stellt Euch vor, Ihr seht mit vollem Bewusstsein, dass Euer Partner oben die zehnmal 50 € nicht für eine Dönerorgie, sondern für Spielautomaten (tadaah!) ausgibt - was macht Ihr dann? Ausziehen? Aus dem Haus? Mit den drei kleinen Kindern? Das klingt nur leicht, wenn man es noch nie machen musste.

Bitte sagt jetzt nicht: „Man muss ihn dazu kriegen, dass er aufhört." Guckt mal ... ist Euch was an den zehnmal 50 € aufgefallen? Wenn er sich nicht selbst über sein dickes Problem mit Spielsucht anlügen würde, würde er nämlich gleich die 500 € abheben. Versuchen, jemanden von einer Sucht wegzukriegen, ist ein gutes Rezept für eigenes Übergewicht, aber dazu ein andermal mehr.

Alles nicht so leicht, alles sehr verstrickt, alles noch viel schwieriger, wenn Existenzen dranhängen. Also? Augen zu und die beste Lüge glauben. Das ist keine bewusste Entscheidung, das macht unser Gehirn ganz allein und fragt uns nicht um Erlaubnis. In der großen Schaltzentrale sitzt ein kleiner Zwerg Allwissend, und der bestimmt:

„Diese Information kam grade rein, was machen wir jetzt damit? Hm. Wenn Claire das mitkriegt, wird sie sehr, sehr unglücklich und traurig. Leider hat sie aber grad Verpflichtung a, b und c. Die würde sie nicht erfüllen können, wenn sie in der Ecke liegt und drei Tage heult. Wir können uns jetzt nicht erlauben, das mitzubekommen. Am besten, wir pixeln das!"

Ehe wir jetzt großkotzig den Zeigefinger heben und sagen: „Wie kann man nur!", noch mal tief durchatmen. Nach meiner Erfahrung beherrschen wir das nämlich alle. Das ist zutiefst menschlich. Nicht alle mit den gleichen Themen, ok. Die einen blenden aus, dass ihre Eltern eklige Pappnasen sind, die anderen, dass sie selbst schlimme Finger sind, die nächsten blenden aus, dass ihr Land zwei Weltkriege angezettelt hat, wieder jemand anders, dass er nicht mit dem Rotwein aufhören könnte, wenn er wollte.

Die Welt ist so bunt.

Dass man in einem Abnehmforum ziemlich viele Leute trifft, die sich in puncto Essen angelogen haben oder es vielleicht immer noch tun, ist eigentlich zu erwarten, oder? Die Fähigkeit des Menschen, sich selbst zu belügen, ist besser ausgeprägt als die, alle anderen zu belügen. Was man dabei eben nicht vergessen darf, ist: Das ist weder Vorsatz noch Bosheit oder Dummheit, das ist Angst. Wenn jemand Angst hat: Haut ihm nicht noch auf den Kopf und sagt: „Meine Herren, bist du dämlich!". Vielleicht einfach mal die Kresse halten, um eine berühmte Frau zu zitieren.

Habt einen feinen Tag.

Jetzt mal halblang

Oh, hoppla, da wären wir auch schon mitten im Thema. N'Abend, liebste Abnehmeretten. Na? Ihr so? Alle? Ok. Dann ist ja gut. Ich hingegen … uff. Lange war ich ja Mitglied in der Gruppe „Wir trauern um Butter", bis die mich rausgeschmissen habe, weil ich nach drei Jahren Mitgliedschaft gesagt hab, fettreduzierter Frischkäse sei ok.

In der Vereinigung „Mütter boykottieren Konferenzkekse gegen Faschismus" brachte ich es sogar bis zur Schriftführerin. Mein Engagement bei den „Deutschen Nudelnportionen-Reduzierern" fand lobende Erwähnung. Ebenfalls mit Stolz berichten möchte ich, dass ich den Wochenend-Workshop „Tanz deine Trauer um nicht gegessenen Gouda" dreimal besucht und mit Erfolg teilgenommen habe. Die „Schokoriegel-Abstinenzler" haben meinen letzten Geburtstag gesponsert. Es gab Algensalat. Fragt nicht.

An meiner Wohnungstür prangt der Aufkleber „Kuchen? Kannste bei mir vergeblich suchen!", und ich trage an meinem Revers das hellblau-lila Betroffenheitsschleifchen der Opfergemeinschaft frittierter Knollengewächse.

In einem Wort: alles richtig gemacht. Ok, das waren drei Worte. Hier ist eins: mirdochegal.

Deswegen ja auch erfolgreiche Abnahme bis zum BMI von 21,9. Völlig ok. Halte ich seit 4 Monaten mit kleinen Schwankungen nach oben und unten. Ich hätte aber gern und würde aber gern und wollte doch eigentlich … den BMI 20,5. Weil: Das ist mein Wohlfühlgewicht, das hatte ich die meiste Zeit in meinem Erwachsenenalter, äh … also so lange ich unter 40 war. Dann kam die 40. Vielleicht ist es nur bei mir so, aber mein Körper sagte mit 40: Hey, lass uns eine neue Ära der Bescheidenheit einläuten: Wir kommen auch mit der Hälfte der Kalorien aus.

Ganz klasse. Echt. Nun wüsste ich genau, wie es weiter geht. Ich bin ja schon ein Weilchen dabei, thank you very much. Ich will aber nicht nur eine Zahl auf der Waage sehen, die dann wieder verschwindet. Ich möchte Halten. Langfristig. Und *seufz* wie es scheint … muss ich mich da von doch ein paar weiteren Dingen verabschieden. Der Kurs „Wir leiden still vor uns hin“ war leider belegt, darum kann ich das nicht. Wenn Ihr empfindlich seid, bitte Ohren zuhalten:

1.800 Kalorien sind einfach schon verflixt wenig!!! DAS IST NIX!! Wie ich es drehe und wende: Wenn ich wirklich den nächsten Schritt gehen will, dann muss ich an irgendeiner Stelle noch mal nachschrauben.

Wenn ich also in den nächsten Wochen hier nur kurz den Kopf reinstecke und unmotiviert in Tränen ausbreche oder mit Sky schmeiße, seid bitte nett und geduldig mit mir. Danke.

Edit: Ich meine natürlich nicht Sky, sondern diese norwegische Bauzement-Pampe, Skyr.

Eine Liege in Davos

Liebste Abnehmeretten, bin ich die Einzige, die mit beginnendem Frühling dauermüde ist? Mein inneres Katzenbaby wünscht sich ein Körbchen zum Einrollen. Irgendein netter Ort in den Alpen mit Blick auf Schnee bedeckte Berge, auf einer Liege in Decken gemummelt und in der Sonne dösend … das wär's jetzt. Ab und an bringt jemand einen heißen Tee oder Kakao. Jo.

Fragt mich nicht, woher ich das weiß, aber selbst, wenn man schwer lungenkrank ist, schicken einen die Lungenfachärzte im 21. Jahrhundert joggen und nicht in die Alpen, blöde Pappnasen, ej. Wenn ich so müde bin, wie gerade jetzt, kann ich ohne Probleme 4.000 Kalorien verdrücken. War immer schon so, und da ändert sich auch nichts dran.

Die letzte Woche war aber auch sonderbar: Wenn ich Kontakt mit Menschen hatte, mir kam es die Hälfte der Zeit vor, als ob irgendwo eine Kamera versteckt sei. Die Erlebnisse der dritten und vierten Art häuften sich.

Die andere Hälfte der Zeit war wirklich grandios; viele Menschen waren gut drauf, offen, neugierig und freundlich. Es gab nur so nichts dazwischen. Das durchschnittliche „normal" fehlte völlig.

Ich bin gespannt, wie die nächste Woche sich so macht. Eigentlich rechne ich fest damit, von Außerirdischen entführt zu werden. Wenn die Pizza und ein Katzenkörbchen haben … meinetwegen. Habt einen guten Start in die Woche. Alles wird besser. Keine Ahnung, wann. Aber wenn nicht, dann kündige ich mein „Fröhliche Taschenbücher"-Abo.

Aber sowas von.

KAPITEL 6

Quengelware

Und? Ihr so? Alle? Na, dann ist ja gut! Achtung, ich erzähl Euch jetzt mal was völlig Abgedrehtes. Ich rede über mein Verhältnis zum Essen. Keine Ahnung, ob das hier in diesem Forum irgendwen interessiert, aber - hey!

Heute früh war ich kurz im Supermarkt, um meinen Proviant für den Arbeitstag zu holen: Obst und Jogurt für mein Müsli. Das ist in jedem Supermarkt ein Gang, den ich inzwischen blind und ohne Umwege machen kann. Wenn es noch „Wetten, dass …" gäbe, könnte ich mich mit der Wette bewerben, in unter 2 Minuten meine erforderlichen Müsli-Zutaten einzusammeln.

Was aber passiert: Man muss ja zwischen diesen Aufstellern durch. Und ach Gottchen! Sind diese Schoko-Oster-Saison-Zutaten nicht herzallerliebst verpackt? Sollte man nicht irgendwem, also am besten sich selbst, eine Freude machen, in dem man den Kram kauft? Ist doch so niedlich!

Leute, da sind überall böse Kalorien drin versteckt wie kleine Selbstmordattentäter in Terroristen-Ausbildungs-Camps. Also Augen zu und dran vorbei. Ja, natürlich gibt es böse Kalorien. Z.B. Paprika-Chips. Ach, guck mal, da sind wir schon beim Thema: Paprika-Chips.

Ich stand nämlich heute früh an der Kasse und neben mir waren diese Chips. Der Anblick löste in mir eine Meditation über Chips im Allgemeinen und Besonderen aus: Dass Chips inzwischen zu dem Zeug gehören, das ich nicht mehr kaufe. Denn wenn es in meinem Schrank ist, esse ich es. So einfach.

Nein, ich mache keine Diät. Ich stelle wirklich nach und nach meine Ernährung um, sodass ich eben nicht dramatisch mehr Kalorien zu mir nehme, als ich verbrauche. Da heißt es dann eben ab und zu: Wie oft im Jahr oder im Monat kann ich das essen?

Käsefondue? Einmal im Jahr an Silvester.

Chips? Alle zwei Jahre und nur zum Fußball EM/WM Halbfinale und Endspiel.

Kuchen? Einmal im Monat vielleicht?

Kokosmilch? ...

Das klingt jetzt alles ziemlich selten, aber die Liste mit Lebensmitteln ist eben erschreckend lang. Sodass ich natürlich schon mindestens einmal in der Woche irgendein besonderes Schmankerl dabeihabe.

Es ist eben nur nicht mehr wie früher Bestandteil des Alltags, sondern heute was Besonderes. Klingt super erwachsen, oder? Isses. Das Problem ist nur: ICH bin nicht so super erwachsen. Ich hatte heute Morgen im Supermarkt durchaus den Impuls, mich auf den Boden zu werfen und zu weinen und zu schreien: „ICH WILL ABER CHIPS!! Ich will jeden Tag Chips! Und Eis und Kuchen! Und Pommes und Burger mit extra Käse! Zum Frühstück!"

Wenn ich müde bin, finde ich in meiner gesamten Existenz kaum einen erwachsenen Persönlichkeitsanteil. Nachmittags war ich dann nochmal in einem anderen Supermarkt und habe in einer Übersprunghandlung vier Päckchen Parmesan und drei Pakete Spülertabs gekauft. Denn zwei Esslöffel Parmesan sind bei mir jeden Tag mit eingeplant.

Eure Bewunderung wäre hier absolut angebracht, früher waren es nämlich fünf Esslöffel am Tag. Nein, es fällt mir gerade nicht leicht. Ja, ich bemitleide mich gerade sehr. Jetzt geht es weiter. Heute Abend gibt es Schmorgurken mit Reis und Hackfleisch - und Parmesan.

Habt's nett! Bleibt sauber! Kauft keine Kalorien-Terroristen!!

Puschel, die Erste

N'Abend, liebste Abnehmeretten. Heute war wieder einer der Tage, an denen ich mir für erschreckend viel Geld eine Portion Demütigung gekauft habe. Kurz: Ich war beim Friseur.

Riesenbrimborium, Kopfmassage, Kräutertee, lange Beratung (die extra kostet) und im Ergebnis sehe ich aus wie eine frustrierte Hausfrau aus den frühen 80ern, die gerade aus ihrem ersten Anonyme-Alkoholiker-Treffen kommt und beschließt, dass sie jetzt ihren Mann verlassen und einen Bio-Bauernhof aufmachen wird. Alles gute Entscheidungen, aber man muss sie einem doch nicht aus 50 m Entfernung ansehen!

„Tragen Sie Ihren Scheitel links?"

„Ja."

„Immer?"

„Ja."

„Hm."

Was ich dann bekam, war eine Art verrutschter Mittelscheitel. Ich meine: Ich sah nach dem ganzen Stylen und Voluminösieren einfach nur bekloppt aus, und ich frag mich im Ernst: Ist das Sadismus oder Gleichgültigkeit?

Der muss doch gesehen haben, dass mir das a) nicht steht und dass mein Anblick b) bei kleinen Kindern zu Albträumen führt!

So lange ich zurückblicke, sind Friseurbesuche zu 90 % ein Horror. Selbst wenn ich endlich jemanden gefunden hatte, der handwerklich gut war … dann wechselte die Tagesform.

Da war Danny: ein begnadeter Schneidekünstler. Wenn er gut drauf war, sah ich mit Verlassen des Ladens aus wie ein Filmstar. Wenn er Krach in seiner Beziehung hatte oder als er durchs Schamanen-Examen gefallen ist: 70er Jahre „Wir Kinder vom Bahnhof Zoo"-Look.

Elena, die Erste, die meinen Pony wirklich verstanden hat; so lange bis sie eines Tages aufwachte, sich in den Incredible Hulk verwandelte und mir einen Pumuckl-Schnitt verpasste. Klingt lustig, war es absolut nicht. Ich hatte ihr ein Foto von einem ganz klassischen Bob gezeigt. Das Ergebnis war „geplatztes Sofakissen“. Zwei Tage habe ich geweint, kein Gag. Meine Schwester kam mit einer Haarschneideschere bewaffnet und hat es nicht fertig gebracht, Witze über mich zu machen. Das will was heißen. Sie drehte meinen Kopf hin und her, holte ab und zu Luft und bekam keinen Ton heraus. Nach unendlich langer Zeit kam: „Da hilft nur noch: alles ab und kurz.“

Ja, natürlich spielt Aussehen keine Rolle, ja natürlich zählen innere Werte, ja, natürlich ist Schönheit vergänglich. Blablabla. Haare wachsen. Klar. Irgendwann sehe ich vielleicht wieder aus wie ich. Aber ich will JETZT aussehen wie ich.

Ich nehm doch nicht 6,9 verdammte Kilo ab und verkneife mir jeden Tag meine liebsten Suchtmittel, damit ich dann am Kopf aussehe, als hätte mein Opa mir seinen Nachttopf übergestülpt und alle hervorguckenden Haare mit der Heckenschere abgeschnitten!!

Boh, ej. Ich hoffe, Euer Tag war heiterer als meiner! Nein, es gibt kein Foto. Zu Eurer Sicherheit. Fragt also nicht! Manche Anblicke kann man nicht ungesehen machen.

Puschel, die Zweite

Kleiner Nachtrag zu gestern:
Heute sagt ein sehr, sehr charmanter Seminarteilnehmer ganz sanft zu mir: „Darf ich Sie was Persönliches fragen, auch wenn es mich nichts angeht? Sie haben auf dem Foto auf Ihrer Homepage so eine tolle Frisur, warum haben Sie die jetzt geändert? Das sah wirklich toll aus."

Nein, ich habe nicht laut losgeheult. Ja, er lebt noch. Er war wirklich nett und hatte mir vorher Schokolade geschenkt. Jedenfalls habe ich meine Schwester auf dem Handy angeschrieben, sie müsse mich bitte aus der Frisurenhölle retten. Anruf:

Sie: Was ist passiert?

Ich: Es sollten die Seiten gekürzt werden und oben das Deckhaar rauswachsen, und er hat das Deckhaar stufig geschnitten und die Seiten lang gelassen.

Die resignierte Stimme meiner Schwester, im Geheimagenten-Analyse-Tonfall: Puschel.

Ich (heulend): *Puschel!*

Zur Erklärung: Puschel sind die Haare, die so lang sind, dass sie das Ohr nicht bedecken, sondern sich vom Ohr abstoßen und dann wild in alle Richtungen puschelig abstehen. Mein Opa mit seiner Halbglatze und dem weißen Haarkranz sah meist so aus.

Sie: Wo warst du um Himmelswillen wieder?!

Ich: Um die Ecke von X.

Sie: Wieso bist du denn dahin gegangen und nicht, wo du vorher warst?

Ich: Da hätte ich so lange auf einen Termin warten müssen.

Sie: Wieso bist du überhaupt irgendwohin gegangen, du hättest doch gleich mich fragen können!

Ich: Ich wollte dich nicht nerven.

Sie: Wir haben doch neulich darüber geredet: Immer erst

mich anrufen!!

Ich: Das war, als ich den Bänderriss hatte.

Sie: Gilt für alles! Immer erst mich anrufen. Egal, ob du wieder vom Stuhl fällst oder die Haare geschnitten werden müssen.

Ich: Ok.

Ich habe ne Menge Schwestern, aber - Ihr versteht das vermutlich jetzt - diese liebe ich besonders. Wenn ich durch eine Opfergabe sicherstellen könnte, dass sie einen besonderen Platz im Himmel bekommt, ich würde meine Star-Trek-Shirt-Sammlung und meine Todesstern-LP mit dem Star-Wars-Soundtrack hergeben. Sofort.

Seid ganz lieb gegrüßt und danke für Eure Anteilnahme gestern.

Edit: der Bezug zum Abnehmen: Ich nehme doch nicht 6,9 Kilo ab, um im Gesicht wieder auszusehen wie ich, damit ich dann auf'm Kopp aussehe wie ein Königspudel auf Acid!

Feiertage

Liebste Abnehmeretten, ich wünsche, frohe Feiertage gehabt zu haben. Anstatt zu Lammhaxe oder Schokoladen zu greifen, habe ich mir an den Feiertagen Dinge gegönnt, die sonst nicht auf meinem Speiseplan stehen: Hefezopf mit Honig (ich wildes Ding!), Waffeln mit Mehl (nicht Dinkelmehl, nee schlichtes Otto-Normal-Bäcker-Weizenmehl - statt mit geriebenem Apfel oder Bananen) und Butter (statt Kokosöl); Eierkuchen (Revolution!!) und - Ihr glaubt es nicht: Ich habe sogar einen brownieartigen Kuchen gebacken. Ich. Tatsächlich.

Jetzt bin ich erst mal wieder bedient. Es war nett, es war etwas Besonderes, aber ganz ehrlich? Vom Kuchen habe ich ein Stück gegessen und den Rest musste ich einfrieren und werde ihn vermutlich verschenken. Ich habe festgestellt, dass ich den Geschmack von Butter immer noch liebe, aber sie einfach nicht mehr vertrage: Mir ging es nach dem Kuchen wirklich nicht gut. Meine Galle hat ein ernstes Wort mit mir gesprochen und mir zwei knackige Ohrfeigen gegeben. Wisst Ihr, was das Schrägste ist? Wenn man sich zwei, drei Tage zwingt, solchen ungesunden Mist zu essen, dann gewöhnt man sich ratzifatzi wieder dran. Also, die Galle jetzt nicht, aber der Geschmack … und die Mengen. Es geht so flott, dass einem die Mengen wieder entgleiten.

Ab morgen wird wieder Normalität einkehren - haha, habt Ihr das gelesen? Mit „Normalität" meine ich: Kalorien zählen und Gemüse, Gemüse, Gemüse! und das ist völlig ok. Das richtig Gute an der Erfahrung war: Der Genuss war jetzt nicht so riesig oder einmalig, dass der Verzicht in den nächsten Wochen ein einschneidender Verlust sein wird. Die Waage ignoriere ich diese Woche. Dass der Exzess Spuren hinterlassen hat, davon gehe ich aus! Aber nach den Feiertagen ist vor dem Wochenextra. Hasenohren steifhalten und Küken-Kinn hoch! Weiter geht's. PS Ich wurde erfolgreich entpuschelt. Uff. Ich bin meiner Schwester so dankbar!

Der Hometrainer

Guten Abend, liebste Freundinnen zuckersüßer Himbeeren. Beenden wir den Tag mit einer philosophischen Frage: Was ist der Unterschied zwischen Aufgeben und Akzeptieren?

Uns Clairechen grübelt vor sich hin, wie es weiter geht. De facto halte ich mein Gewicht mit kleinen Schwankungen seit Monaten. Es ist ein gutes Gewicht. Ein schönes Gewicht. Ein Gewicht, um das mich die ein oder andere in diesem Forum sogar beneiden würde, aber *schulterzuck* hinter den sieben Bergen bei den sieben Fruchtzwergen gibt es mit Sicherheit ein Forum von superschlanken, sportlichen Frauen, die jeden Tag Jillian channeln und über mich denken: „Die moppige alte Mutti könnte sich ja nun wirklich mal zusammenreißen und wenigstens jeden Tag eine halbe Stunde joggen!"

Was lernen wir daraus? Vergleichen bringt nichts, und der Maßstab anderer Menschen bringt mir schon mal gar nichts. Clairchen muss tatsächlich rausfinden, was sie selbst will. Easy-peasy.

Ähm na ja, das ist nur die halbe Wahrheit. Was ich will, ist: Unkontrolliert alles essen, worauf ich Lust habe und Kleidergröße 38 tragen. Ich glaube, ich erwähnte das schon drei-, viermal. Meine streng wissenschaftlichen Recherchen haben ergeben, dass das wohl nicht möglich sein wird, es sei denn, ich bin bereit, bulimisch zu werden.

Eine solche Entscheidung wäre ungefähr wie: „Ich habe eine halbtote Maus in der Küche gefunden und jetzt kaufe ich mir einen blutrünstigen Säbelzahntiger, um die Maus loszuwerden." Ok, ich wäre sicher nicht die Erste, die ein kleines Problem gelöst hat, indem sie sich ein dramatisch größeres Problem zulegt, aber selbst ich bin mir bewusst, dass das grober Blödsinn ist. Das ist die Stelle, an der sich die halbtote Maus in den Schwanz beißt, mir einen Stinkefinger zeigt und sagt: „Wie geht's jetzt weiter?"

Noch weniger essen? Langfristig? Uff. Erwähnte ich, dass

1.800 Kalorien wenig sind? Auch erst zwölf Mal, oder? Dann bliebe als Alternative noch (ich mag's kaum aussprechen) Sport. Leider sind hier die für mich akzeptablen Alternativen an einer Hand abzählbar. Sportstudio: für kein Geld der Welt. Sportarten mit Kursen: Kriege ich nicht in meinen Alltag eingebunden. Es muss so niedrigschwellig sein, dass ich es tatsächlich mache.

Ich denke über einen Hometrainer nach. Schon länger. Seitdem ich hier ein Foto gesehen habe, wie eine von uns schön am Heimtrainer netflixt, will ich das auch. Zumindest netflixen kann ich ausgezeichnet, das kann ich Euch versichern. Ob ich dann auch radeln würde? Tja. Mich sträubt es ein wenig, eine größere Summe Geld in die Hand zu nehmen für ein Gerät, das dann bei mir verstaubt.

Denn ich habe auch schon eine wunderschöne Yogamatte und ein super Video mit leichten Übungen. Quatsch, das Video bräuchte ich nicht mal: Ich habe jahrelang Sport gemacht, 20 Minuten auf meiner Yogamatte effektiv rumturnen könnte ich auch komplett ohne Video. Ich tu's nur nicht. Nicht mal mit Netflix.

Ihr seht das Problem? Bin ich genervt genug von mir, um mir eine neue, gute Gewohnheit zuzulegen? Für heute einen wirklich endlich mal sonnigen Gruß.

Der Bikini-Body

Ich meine, ich weiß nicht, wie das bei Euch ist, aber ich selbst renne ja ca. 3/4 des Jahres ausschließlich im Bikini rum. Das liegt daran, dass ich auf Bali meinen eigenen Ashram habe, wo ich als Guru die Anbetung meiner Jünger über mich ergehen lasse (da trage ich Blumenketten und ein weites Leinengewand). Natürlich nur von Sonnenaufgang bis 8:00 früh, dann geht's an den Strand, wo ich jeden Tag in einem anderen LaPerla-Bikini von links nach rechts schlendere und Instagram-Selfies von mir poste.

Dann trinke ich einen grünen Smoothie mit Grünkohl (logo) und mache zwei Stunden Yoga - denn irgendwoher muss der Bikini-Body ja kommen, oder? Anschließend date ich einen von den Surfern, die sich aufgrund meines umwerfenden Bikini-Bodys jeden Tag vor meine Füße werfen. Ähm, ja.

Nicht ganz. Also gar nicht. Ich geh ja nicht mal hier schwimmen, wenn über 30 Grad ist!! Meine Religion verbietet jedwede Wassersportart – egal, in welchem Aggregatzustand das Wasser sich gerade befindet: Schwimmen, Skifahren und Eislaufen fallen also ebenso flach wie Dampfgaren oder Thermomixen.

Ehe jetzt wieder besorgte Fragen kommen, welche Religion das sei … für die Sheldon Coopers unter uns hier die „wahre Geschichte":

Alle paar Jahre mache ich mal Urlaub am Meer, und dann zieh ich tatsächlich einen von meinen nicht besonders interessanten Tankinis oder Bikinis oder Badeanzügen an. In denen gehe ich ins Wasser und schwimme. Danach gehe ich wieder raus und trockne mich ab, setze mich in den Schatten und hoffe, dass die wasserfeste Sonnencreme tatsächlich gehalten hat. Als Nächstes lese ich ein gutes Buch und kämpfe mit Sandkörnern in Snacks und Getränken. Weder spiele ich Beachvolleyball noch irgendwelche anderen Strandspiele. Meist habe ich Kinder mit dabei. Wenn die Kinder klein sind, wird in der Regel gebuddelt. Mit riesigem T-Shirt und Basecap.

Als ich noch keine Kinder hatte und sehr schlank und sportlich war, habe ich mal mit meinem damaligen Freund im Bikini einen langen Strandspaziergang gemacht. Also, ich: sehr, sehr schlank im Bikini. Er hatte irgendwas anderes an. Einen Tankini wahrscheinlich. Jedenfalls, die Aufmerksamkeit, die ich bei alt und jung erregte, lag an meiner sehr hellen Hautfarbe. Die wurde mit großer Begeisterung hinter meinem Rücken und direkt an mich kommentiert - mit wenig schmeichelhaften Kommentaren. Ob ich in dem Bikini gut aussah? Ich denke schon. Interessierte keine Sau.

Was will Tante Claire uns damit sagen? Können wir wirklich beeinflussen, was andere Leute über uns denken? Ob die uns toll und sexy finden und uns bewundern? Ist Bewunderung, die uns zuteilwird, weil wir 14 Tage im Jahr in Badebekleidung gut aussehen, das, was wir anstreben? Ich versteh absolut, dass man in den Spiegel gucken will und sich gerne ansehen möchte. Das allerdings von einem bestimmten Stück Stoff abhängig zu machen?

An seinem Körper „zu schrauben“, damit man sich wohl und gesund fühlt, unterstütze ich absolut. Ich bin ein Fan davon, so lange nach Klamotten zu suchen, bis man welche hat, die an einem selbst super aussehen! Aber - die werden möglicherweise nicht die sein, mit denen wir liebäugeln.

Tante Claire würde z.B. im Dirndl total bekloppt aussehen. Viele Frauen sehen in Hosen nicht gut aus. Das liegt nicht an den Frauen. Eine Freundin von mir sagte mal so schön: „Keine Frau kann jemals in Hosen gut aussehen, die ein Designer entworfen hat, der auf 14-jährige Jungs steht!“

Ich mag mir nicht von einem Stück Stoff vorschreiben lassen, an welchen Körperteilen ich Fett absaugen, ob ich Sport machen oder mit Silikon nachhelfen sollte. Oder mich mit Selbstbräuner vollschmieren könnte.

Wenn Ihr schwimmen gehen wollt oder Urlaub am Strand plant, dann amüsiert Euch. Nehmt Leute mit, die nett sind. Macht Sachen, die Euch Spaß machen. Wenn jemand ein Foto macht, dann soll es uns zeigen, wie wir Spaß haben und entspannt sind.

Jetzt sage ich noch was total Verrücktes: Man kann sogar dann Spaß haben, wenn man beim Spaß haben keine Fotos von sich macht. Sagt das aber bitte nicht weiter! Danke!

Männergrippe

Weichet von mir! Ich habe Männergrippe!
Tatsächlich hab' ich mich wohl bei meinen blöden Ex-Kollegen angesteckt. Nee, eigentlich sind die nicht blöde. Die sind wirklich lieb. Aber bisweilen ein wenig unpfiffig. Vor ein paar Tagen war ich mit vier meiner ehemaligen Kolleginnen verabredet, von denen drei mit Stolz berichteten, nach einer richtig schweren Grippe jetzt nur noch ganz wenig erkältet zu sein.

Klasse, was? Entgegen meinem ersten Impuls habe ich mir nicht die Serviette vor den Mund gepresst und bin rausgerannt. Auch den hysterischen Schrei: „Und dann könnt Ihr nicht zuhause bleiben?!" habe ich mir verkniffen. Hätteichmal, wäreichmal, warumbinichnicht.

Jetzt hatte ich tagelang Halsschmerzen und seit gestern huste ich. Richtig klasse. Anscheinend führt Erkältung bei mir zu extremen Heißhunger auf Nüsse und Nudeln. Kann man prima im Wechsel essen. Aber auch in Kombination eine helle Freude.

Frach mich.

Mein gesamtes Kalorienkonto ist nun zerschossen durch Nüsse, die plötzlich überall dran waren - weil ich sie überall dran gemacht habe. Gestern Abend habe ich in meiner Verzweiflung diesen Hustensaft aus Zwiebeln und Honig gemacht, den das Internet mir empfohlen hat. Dieses Internet, von dem jetzt alle reden.

Ihr wisst schon: Man gibt die Worte: „Wie lasse ich eine Leiche verschwinden?" ein und bekommt sieben Eisdielen „ganz bei dir in der Nähe" empfohlen. Dieses Internet sagte: Hast du keine Hustenmittel im Haus, trink Unmengen Tee und mach aus Zwiebeln und Honig Hustensaft. Meine Herren, schmeckt der widerlich. Aber wenn's doch im Internet steht?

Nun bin ich nicht so erschütternd krank, dass ich sofort tot sein und in einer Eisdiele aufbewahrt werden möchte. Aber fit bin ich auch nicht. Eigentlich stand heute eine

Familienunternehmung an, die ich nach der Hälfte abgebrochen habe, weil mir dann doch eher nach ZUHAUSE!! war.

Selbstmitleidig bin ich allerdings extrem: „Warum muss mein Arzt gerade jetzt Urlaub machen? Warum? Warum ich? Warum jetzt?“ - Das berühmten Nancy-Kerrigan-Problem, Ihr kennt das. Darum weiß ich auch, dass der Virus eine Männergrippe sein muss. Na ja, ok, das war jetzt gelogen.

Hier, wenn ich darüber schreibe, dann bemitleide ich mich. Im wirklichen Leben *seufz*, natürlich bemitleide ich mich da nicht, sondern erfülle schön brav meine Verpflichtungen. Logo.

Heute hatte ich einfach nur Glück, dass jemand bei mir war, der sehr sensibel mehrfach nachfragte: „Sollen wir lieber nach Hause gehen? Wie geht's dir jetzt? Sollen wir ein Taxi nehmen?“

Mir fällt es üblicherweise schwer zu sagen: „Ja, mir geht's scheiße. Das war eine blöde Idee, ich gehöre auf die Couch.“

Wenn ich in dem Zustand bin wie heute, arbeite ich, putze die Wohnung, führe kleinere Reparaturen durch und grabe fremde Gärten um. Hilfe und Fürsorge annehmen? Nicht so meins. Heute konnte ich das.

Was hat das mit dem Abnehmen zu tun? Ehrlich? Das fragt Ihr? Jeder zweite Post, den ich hier lese, handelt von einer Frau, die Übermenschliches leistet, ihre eigene Gesundheit und ihre eigenen Bedürfnisse zurückstellt und sich für andere in Stücke reißt. Mit einem Kohlenhydrate-Turbo-Antrieb ausgestattet geht das ja auch eine Zeit lang gut.

Ok, man muss sich halt auf Hosengröße 46+ einstellen, aber - hey! Jede zweite Frau, die hier schreibt, versüßt ständig anderen das Leben, opfert sich für Kinder und pflegebedürftige Eltern auf oder erträgt bekloppte Vorgesetzte, die sich wie US-amerikanische Präsidenten benehmen. Viele hier kämpfen jeden Tag ihre kleinen privaten Schlachten gegen die Widrigkeiten des Lebens.

Wenn irgendein Super-Depp das nächste Mal Frauen als das „schwache Geschlecht“ bezeichnet, wuscht ihm links und rechts eine und zeigt ihm vier bis fünf Einträge von hier.

Wenn dann mal eine von uns vorsichtig sagt: „Ui, heute der

Tag war jetzt nicht so der Burner", dann warnen wir die anderen: „Achtung Mimimi-Post. Ich will bloß niemanden belästigen, scrollt ruhig weiter. Mein Elend ist ja Privatsache. Eigentlich sollte ich eine perfekte Frau ohne Probleme sein, die niemandem schlechte Gefühle macht. Entschuldigung, dass ich existiere. Ich würde mich ja aus dem Leben schaffen, aber ich habe grad keine dieser sieben Eisdiele in der Nähe."

Selbstfürsorge ist nicht immer das Vollbad oder die neue Bluse, die längst fällig war. Manchmal ist es tatsächlich, sich das Recht rauszunehmen, nicht zu funktionieren. Gelingt mir selbst auch nur an Tagen ohne T, aber - ich arbeite daran.

Seid mir allerherzlichst gegrüßt.

Männergrippe, die Zweite

N'Abend meine Lieben! Und? Ihr so? Alle?
Ich bin heute 10.500 Schritte gelaufen und war dann plötzlich in Polen. Hoppla. Na ja, ok, ich war ohnehin in einer Grenzstadt und da dachte ich: Guck doch mal, was unsere Freunde, die Polen so machen!

Erst mal danke ich Euch allen nochmals ganz herzlich für die vielen, tollen Tipps für meine Männergrippe. Der Zwiebeltee hat mich gerettet. Ich bin zwar immer noch angeschlagen und platt, aber ich konnte einen schlimmen Husten durch zwei Tage nonstop dieses Zeug trinken abwenden (Rezept unten). In Relation zu den Leuten, bei denen ich mich angesteckt habe, ging's mir wohl noch ganz ok, aber - ABER.

In der deutschen Medizin haben wir ja meines Wissens leider kein Konzept einer „Lebenskraft", wie es die Chinesen mit ihrem Chi oder die Inder mit ihrem Prana haben. Mir ist diese Idee einer „Lebenskraft" absolut plausibel. Wenn ich angeschlagen bin, hänge ich wie ein Schluck Wasser in der Kurve, will (Überraschung!!) nur Essen und meine Ruhe haben, vielleicht noch irgendwas Anspruchsloses glotzen.

Wenn ich dann noch 1.800 Kalorien einhalten soll … Puh. Richtig krass wird es, wenn es zu wenig Zeit gibt, sich auszukurieren, und dann der Arbeitsalltag und die Reiserei wieder losgeht. Ganz ehrlich: Ich vermute, dass ich in einem früheren Leben eine chinesische Palastkatze war - oder das Schoßhündchen eines bayrischen Nobel-Designers:

Ich möchte mein Kissen haben, und dass mir jemand ein Petersilienblatt auf mein Futter legt und dabei Barry Manilow singt. Ist das denn zu viel verlangt?? Dann möchte ich auf dem Kissen herumgetragen werden und eine schöne Landschaft sehen, während mich jemand im Nacken krault. Aber nicht so fest. Nicht da. Weiter links. Ok. So geht's.

Stattdessen muss ich Bahn fahren. Es soll Leute geben, die das mögen. Mich nervt's. An den Bahnhöfen gibt es meistens kein vernünftiges Essen und wenn man vom Einsatzort nach Hause fährt … Wie sag ich's? Irgendwann ist auch mal genug mit Bananen und Eiweißriegeln. Das Krasseste passierte Anfang der Woche: In Berlin 23 Grad, strahlender Sonnenschein. Ich fahre direkt aus dem Büro, wo ich den ganzen Tag in Meetings war, zwei Stunden mit dem Zug nach Norden und steige im Unterhemd bei fünf Grad und Nordwind aus. Wenn ich mich recht erinnere, trug ich Flipflops und einen Strohsombrero.

Der schlaue Reisende hätte vorher in der App nach dem Wetter am Zielort geguckt. Aber nach zwei Litern Zwiebel-Thymiantee waren meine geistigen Kapazitäten umzwiebelt. An solchen Abenden kriege ich es nicht fertig, im Restaurant den Salatteller zu bestellen (vor allem, weil ich den schon mittags in einem anderen Restaurant hatte). Mein werbekonditioniertes inneres Kind schreit: „Etwas Warmes braucht der Mensch!!! Und Soße! Und Fleisch! Mit Soße! Und Pommes! Mit Soße!" (Ja, ich kann dann sehr tief sinken.)

Eigentlich hätte ich gern noch einen Spaziergang durch die Altstadt gemacht, aber … Einfach zu dünn angezogen, und das war mir mit meiner abklingenden Erkältung zu riskant.

Dann zu all dem ein Hotelbett, dessen Matratze aus der Zeit stammt, als wir steinharte Futons toll fanden. Nicht richtig schlafen können, arbeiten, Hals wehleidig und dann ein Raum mit einer miesen Akustik … Boh. Das sind eben so Sachen, alle für sich genommen Pillepalle-Kleinkram, den man eben locker wegsteckt, wenn man genügend Lebenskraft hat. Dann lacht man darüber und nimmt es mit Humor.

In meinem Zustand hätte ich am liebsten meine Mutter angerufen und gebeten, sie möge mich sofort abholen und mir Königsberger Klopse kochen.

Warum erzähl ich das? Ich bin keine Maschine. In solchen Phasen jeden Tag funktionieren und im Kalorienrahmen bleiben … Sorry, nee geht nicht. In solchen Phasen ist meine größte Leistung, die Kalorien weiter aufzuschreiben, auch wenn die Zahl in den Augen wehtut.

Es kommen wieder andere Zeiten. Früher oder später.

Inzwischen weiß ich das. Geduld und Geduld und noch mal: Geduld.

Seid mir gegrüßt und habt einen zauberhaften Abend!

Rezept Zwiebeltee:

Zwiebeln kleinschneiden, in ein leeres Glas mit Schraubverschluss füllen, mit Honig übergießen und mindestens 15 Minuten warten. Plastikdosen würde ich nicht nehmen, weil der Zwiebelgeschmack sehr durchsetzungsfähig ist. Mit dem entstehenden Sirup Thymiantee würzen. Was Ekligeres habt Ihr nie getrunken, aber … Es lindert ganz hervorragend.

Elektrogeräte

Morgens, Ihr besten der besten Abnehmeretten! Erwähnte ich, dass ich seit Neuestem stolze Besitzerin einer Heißluftfritteuse bin? Meine Mutter und mein Kind verbündeten sich, um mich zu meinem Geburtstag zu überraschen. Tadaah! Yay. Ich freu mich. Heute Abend werde ich wilde Experimente mit Kartoffeln beginnen, die vermutlich mein Kalorienkonto … aber lassen wir das. Was ich noch nicht erwähnte: Ich bin (seit längerem) mittelstolze Besitzerin:

- eines Turbo-Entsafters, der in meiner Lieblings-Shopping-Kanal-Sendung vorgestellt wurde! (Ja, ich habe früher QVC geguckt. Ja, ich steh dazu. Mit Begeisterung. War besser als Loriot und ntv zusammen!)
- eines 1.200 Watt Smoothie-Makers (die Recherchen vor der Anschaffung waren aufwendiger als der Bau der Titanic)
- eines elektrischen Tischgrills (mein Cousin hatte so einen. Ist es nicht absolut logisch, dass ich auch einen haben musste? Mein Cousin wohnt jetzt in einem Haus mit Garten und hat einen riesigen Holzkohlen-Grill im Garten)
- eines 2 Personen-Römertopfes (ist doch so kalorien-aaaarm!!!)
- eines Schnellkochtopfes (Discounter. Need I say more?)

Vor längerer Zeit war ich auch weniger stolze Besitzerin:

- eines persischen Reiskochers (Tante Claire hat eine kulinarische Affinität zum Orient und zu Asien)
- einer Mikrowelle (ich war jung und brauchte schnell warmwerdende Kindernahrung - ähm, für meine Kinder!)

und geliehen hatte ich mir für 4 Monate:

- ein automatisches, tolles Zucchini-Nudel-Herstell-Gerät. (Abnehmforum-Gehirnwäsche, thank you very much!)

Was ich mich durchaus selbstkritisch frage: Was davon müllt mir die Küche zu? Was nutze ich wirklich?

Der Entsafter macht wirklich legendär guten Saft! Aber es bleibt so viel Abfall. Die Hälfte der Frucht geht in den Saft, die andere Hälfte schmeißt man kleingehäckselt weg. Und die Reinigung? Eben doch sehr, sehr aufwendig.

Der Smoothie-Maker ist da deutlich besser: Kein Abfall, aber es geht eben nicht alles in den Geschirrspüler. Was die Kalorien angeht: Na ja. Eben doch ganz schön heftig. Blöd. Den nutzen wir aber.

Tischgrill? Das Erste, was ich demnächst wegschmeiße. Grillschlangen, Wasserbecken, nur draußen zu benutzen, dafür aber schönes Kabel, über das man stolpern und sich Brandverletzungen 3. Grades zuziehen kann. Yay. Ich denke, dass mein Cousin ein Eigenheim mit Garten gebaut hat, lag hauptsächlich an diesem bekloppten Tischgrill.

Römertopf? Boh, ehrlich? Dieses Einweichen? Puh. Und Abwaschen? Mehr Puh. Absolutes Puhpuh.

Schnellkochtopf: Mein bester Freund für meine Hülsenfrüchte, wird min. einmal pro Woche genutzt! Klasse, supi, toll!

Persischer Reiskocher? Leckerleckerlecker, aber - für viermal im Jahr krieg ich die Kruste notfalls auch mit einer Pfanne hin.

Mikrowelle? Die war praktisch, absolut, aber mich gruselt ein bisschen der Gesundheitsaspekt. Früher habe ich da nie drüber nachgedacht „es ist doch so praktisch!!", aber heute? Noch mehr: Puh!

Daher ... ich bin wirklich gespannt, wie das mit meinem neuen Spielzeug wird.

Seid live dabei!

Hashtag-Mama-anrufen

Hashtag-Hurra! Hashtag-Heißluftfritteuse, Hashtag-ich-muss-meine-Mama-anrufen-und-Danke-Sagen,

Ich kochte - nein: ich heißluftfrittierte Pommes mit Gyros-Huhn. Gyros-Huhn gewürzt mit einem TL Olivenöl und dem No-Name-Gyros-Gewürz, weil das von der schicken Marke vergriffen ist, seitdem es eine Frau aus dem Forum empfohlen hat! So ist das mit der Wirkung der Influencer.

Das Gyros war trotzdem zart und köstlich und - haltet Euch fest - das Kind, das verächtlich auf das rohe Huhn blickte, mit den Worten: „Du weißt, dass ich das nicht esse!", hat sich drei Mal vom gegarten Huhn nachgenommen!

Die Pommes könnten noch knuspriger - ich arbeite daran!

Morgen teste ich Lachs oder Scampi. Hehehe.

Nachteil: Garzeit ist relativ lang, weil ich kein 2in1 habe und Huhn und Pommes nacheinander garen musste.

Reinigung: Schaun wir mal.

Meditative Küchengeräte

N'Abend Ihr süßen Abnehmeretten. Gestern berichtete ich ja schon, wie sehr ich mich über eine Küchenmaschine gefreut habe. Absurd, oder? Über ein Küchengerät solche Freude?

Vor ein paar Jahren habe ich mal einen Gutschein für eine Freizeitaktivität bekommen - Kampftauchen, Buchsbaum-Weitwurf, was weiß ich, was das war. Über den habe ich mich im Grunde wirklich nicht gefreut - ich habe ihn dann auch verfallen lassen.

Abenteuer und Aktivitäten? Nicht für mich. Mein Abenteuer ist die Qualität des Kopfkissens im Hotel, die Bewältigung meines Gepäcks in der Deutschen Bahn und das Navi im Mietwagen. In manchen Wochen bin ich an vier Tagen in drei verschiedenen Städten.

Dann natürlich das ewige Dozenten-Mikado: Stifte, die nicht schreiben, Beamer, die nicht funktionieren, Notebooks mit Sicherheitsprogrammen, die meine USB-Sticks zerschießen. Dazu kommen pro Woche ca. 60 verschiedene Leute in den Seminaren.

Zuhause ist es wirklich am schönsten (und mein Zuhause ist schön!), und ganz ehrlich? Ich freu mich auch, wenn ich nach Feierabend mit niemandem mehr reden muss. Wenn mein Telefon klingelt, hoffe ich einfach nur, dass sich jemand verwählt hat. Da bekommen Küchenmaschinen - und leider auch immer wieder das Essen - eine ganz andere Bedeutung.

Es gibt wenig andere Dinge, die mich so erfreuen wie Essen.

Außerdem bin ich fürchterlich verpimpelt (und ich vermute, ich bin hier in guter Gesellschaft). Eine bestimmte Sorte Tee. Eine bestimmte Marke Nudeln. Wasserfilter (Tee ohne gefiltertes Wasser? Ja sind wir denn Neandertaler? Ich trinke ja auch nicht aus dem Fluss. Ihr kennt das.)

Es gibt Momente, da macht die Welt da draußen mir Angst. Ob international politisch, das feindselige Klima in meiner Stadt, in der Fremde immer öfter angegriffen werden, ohne dass es jemanden stört. Ob es die explodierenden Mieten sind oder einfach nur mein Kind, das sich weigern will, den beknackten Fahrradhelm zu tragen: Es fällt mir bisweilen schwer, den Fokus aufs Positive zu richten, das natürlich auch da ist, das leider nur nicht so laut hopst und schreit.

Gestern stand ich vor meiner Heißluftfritteuse und sah den Kartoffeln zu, wie sie sich friedlich im Kreise drehten. Minutenlang. Es hatte so etwas Friedliches, Überschaubares, Kontrollierbares mit einem ziemlich feinen Ergebnis.

Mich überrascht nicht, dass ich ein Thema mit Essen habe. Für den Moment des Essens steht die Welt still und nichts anderes zählt.

Ein Freund hat mich mal gefragt, was ich machen würde, wenn ich nur noch eine Woche zu leben hätte. Er dachte wahrscheinlich, dass ich sage: Ich versöhne mich mit XY, ich spreche mit YX, um ihm zu sagen, dass ich ihn/sie liebe.

Meine Antwort war natürlich: nach Süditalien reisen und essen. Meine Liste war ziemlich lang (und frittierter Mozzarella stand ganz weit oben).

Allein daran sieht man schmerzlich, welche Priorität dieses (/%$%&$& Essen in meinem Leben hat. „Noch einmal Lang Lang spielen hören!“, „Noch einmal Beata Cifuentes tanzen sehen!“, „Noch einmal irgendwas kulturell Wertvolles machen, womit man die Gäste bei meiner Trauerfeier beeindrucken kann.“

„Eine Woche vor ihrem Tod hat Claire das Penicillin entdeckt!“ oder „In der Woche vor ihrem Tod hat Claire alle ihre Sachen bei Ebay verkauft und das Geld an amnesty international gespendet.“ Nö. „Claire war in Neapel und hat Cappuccino mit Haselnusscreme getrunken, Croissant mit Cremefüllung und Pizza gegessen. Bei der Gelegenheit hat sie sich noch drei Paar Schuhe gekauft.“

Habt einen schönen Abend, Ihr Lieben. Ich muss jetzt einen magnetischen Monopol entdecken gehen, aka: Gucken, wie die Heißluftfritteuse Schnitzel hinkriegt.

KAPITEL 7

Intuitives Essen

Morgens, Ihr Liebsten aller Herzbesten! Die Stadt muckelt noch gemütlich vor sich hin, und ich sitze in Decken gemummelt auf meinem Balkon, lese Eure Posts und Kommentare - u.a. von einer Frau aus dem Forum hier, die mir - unwissend, was sie damit tat - den Begriff „intuitives Essen“ ins Getriebe warf.

Ich gebe es nur ungern zu, aber: Ich konnte das wirklich gut - immer wieder über Jahre hinweg. Dann konnte ich es immer mal wieder für kurze Phasen nicht.

Die letzte schlechte Phase war anders, denn sie endete nicht von allein, sondern dehnte sich (wie meine Taille) immer mehr aus - weswegen ich mich ja damals hier angemeldet habe. Aktuell gelingt mir die Rückkehr zum intuitiven Essen nicht, und das grämt mich.

Genau deswegen frage ich mich schon länger (und super systemisch): Wieso lief es damals gut, wenn es gut lief?

Zum einen waren das immer Phasen, in denen ich viel getanzt habe (nach wie vor eine der wenigen Sportarten, die ich nicht gesetzlich verbieten würde, wenn ich heute Nachmittag die Weltherrschaft an mich reiße). Es gab Musik in meinem Leben.

Es gab Bereiche in meinem Leben, in denen ich spielerisch und albern und unvernünftig sein konnte. Spaß, Abenteuer, Zeit für Freunde, Reisen. Es gab Hobbys, die deutlich aktiver und handwerklicher waren, als Star Trek gucken.

Es gab eine Zeit, da hatte ich meine eigene Kettensäge (und

das ist kein Gag).

Es gab dieses Gefühl, am Anfang zu stehen und etwas Neues aufzubauen, mit Menschen, die ebenso begeisterungsfähig waren wie ich. Mein Arbeitspensum war etwas kleiner als heute, aber vor allem war ich jünger und viel leistungsfähiger.

In diesen Phasen habe ich mir essensmäßig nix verkniffen und auch gut gegessen. Wenn das Leben mir ins Gesicht schrie: „Tiramisu!“, dann gab es eben Tiramisu, aber ich war nie maßlos.

Ich habe in diesen Phasen niemals Kalorien gezählt. Alle paar Monate habe ich mich gewogen. Dann gab es immer eine Zahl, die ich *nicht* sehen wollte. Wenn sie doch auftauchte, dann habe ich mich problemlos ein wenig eingeschränkt ohne ein Riesentheater darum zu machen.

Diese Zahl lag ganz früher (zu Zeiten der Ming-Dynastie) mal bei 60 kg, dann wurden es (zur Zeit der der Brünigschen Notverordnung) 62 kg, dann (in der Phase der Blühenden Landschaften) 64 kg. Plötzlich (nach dem Rücktritt von Bundespräsident Wulff) ist die Zahl irgendwie explodiert auf 75 kg.

Als diese Zahl auf der Waage auftauchte, das war wie eine Ohrfeige. Ich hatte es lange vermieden, mich zu wiegen, aber der Spiegel hatte mir schon so feinfühlige Rückmeldungen gegeben wie „Ej, Alter! Dein Ernst??“ (Am Rande bemerkt bin ich sicher, dass der Spiegel die gleichen Worte zu Wulff sagte.)

Noch gibt es keine Entscheidung oder Pläne - bis jetzt nur diese Erkenntnis, die ich mit Euch teilen wollte - und an der brüte ich weiter.

Ich wünsche Euch einen sonnigen Sonntag und grüße Euch herzlich.

PS: #Heißluftfritteuse: Scampi werden legendär! Ich hätte meine noch 2 min länger garen und viel mehr Knoblauch ranballern können können, aber: ein Traum!
PPS: Keine Sorge: Die Kettensäge hatte ich nur zur Nutzung im Garten, den ich angeheiratet hatte. Von dem Garten - und der

Kettensäge - bin ich inzwischen geschieden.
PPPS: Das mit der Weltherrschaft war nur ein Spaß. Ich will meinen eigenen Ashram haben, damit ich endlich Blumenketten tragen kann, ej! Hatte ich Euch doch schon erzählt!
Hört mir denn wieder keiner zu, wenn ich rede!

Anonyme Nusssüchtige

Ich: Hallo alle, mein Name ist Claire, und ich bin nusssüchtig.
Alle: Hallo Claire.
Also wirklich, da kann man nichts mehr schönreden: Ich habe ein Nussproblem seit kurzem. Jeden Tag. Keine Unmengen, aber jeden Tag. 25 g, mal weniger, mal mehr. Pistazien, Pinienkerne, Mandeln, alles. Jetzt kommt's: Der Nusshunger ist da, seitdem ich keinen Kaffee mehr trinke, das sind so … ca. zwei Monate. Das war Zufall. Eine Woche habe ich verzichtet, weil ich kränklich war. Anschließend habe ich eben einfach nicht wieder angefangen.

Kaffee ist auch eines der Dinge, mit denen ich total maßlos werden kann. Ich trinke dann nicht nur den guten, sondern auch den Bürokaffee, den Konferenzkaffee und den Bäckerei-WMF-Pulvermilchschaum-Kaffee.

Was Kaffee angeht, bin ich wirklich absolut schamlos. Es ist erbärmlich. In schlimmen Phasen gebe ich sogar Geld für sinnlos überteuerten Schicki-Micki-Spezialröstungs-Kaffee in Szene-Cafés in Berlin-Mitte aus, wo die Milch von handgemolkenen Kühen kommt und man nur auf Englisch bestellen kann.

Wir sind hipp. Wir rösten Kaffee. Wir sprechen Englisch. Ein Kaffee, that will be 4,50 €. Thank you very much. You are welcome. Goodbye.

Erbärmlich, ich weiß. Damit sollte Schluss sein, und jetzt bin ich stattdessen nusssüchtig. Ej. Menno! Nee, ich nehme nicht dramatisch zu. Aber allemal nicht ab!!

Liebste Grüße Euch.

Baustellen

Naaaaa, Ihr? Sonst so? Na, dann ist ja gut!
Eben im Restaurant am Nebentisch ein Streit zwischen Liebenden, bei dem der Satz fiel: „Ich habe noch andere Baustellen, und ich muss da auch aufräumen!!"

Voll mein Thema. Darum muss ich hier noch mal über meine Beziehungsprobleme sprechen. Gestern habe ich es ja schon angesprochen: Wir leben grad getrennt. Seit ein paar Wochen. Wir führen seit Jahrzehnten eine On-Off-Beziehung. Die Sache ist wie so oft: Ich liebe, aber es kommt nichts zurück. Ihr kennt das. Ich stecke Geld und Zeit in die Beziehung - und er?

Kaffee ist eben kein guter Partner.

Durch längere Italienaufenthalte habe ich eine Hassliebe zu Kaffee. In Italien große Liebe, kaum bin ich wieder hier: Enttäuschung und Trauer. Verbitterung. In Italien kannst du auf der Autobahn an einer Tankstelle halten und bekommst einen anständigen Kaffee. Hier ... Das hindert mich nicht, das Zeug trotzdem zu trinken, wenn ich wieder „drauf" bin.

Sogar in Sachsen, wo der Kaffee so stark ist, dass der Löffel aufrecht im Kaffee stehen bleibt. Der Sachse, um mal ein ethnisches Stereotyp aufzumachen, nimmt die vierfache Menge Kaffeepulver. Wenn der erste Schluck Kaffee am Morgen sich nicht anfühlt, wie ein paar auf die Zwölf, dann ist der Sachse nicht glücklich. Im Prinzip handelt es sich um flüssigen Herztod in der Tasse.

Das mit der Liebesbeziehung ist nicht so falsch: Man erhofft sich immer irgendwas, wenn man ihn trinkt. Riesenerwartungen. Toller Duft. Und dann?

In Jena gibt es einen Typen, der macht ein Eis, das so schmeckt, wie frischgemahlener Kaffee riecht und eigentlich nie schmeckt. Dafür gebührt ihm eigentlich der Nobelpreis.

Weil Konferenzkaffee und Filterkaffee mir sowieso nicht schmecken, und ich, seitdem ich abnehme, das Zeug schwarz trinke, um Kalorien zu sparen, und die nächste Italienreise in weiter Ferne ist … weil diese ganzen italienischen Kaffeekreationen meist kalorienintensive Kälbchennahrung enthalten, da dachte ich:

Lass es doch einfach. Mit dem Ergebnis, dass ich jetzt überall unterwegs schlechten Tee trinken muss. Düdümm. Ja, sagt's nicht, ich weiß. Ich bin total verpimpelt. Das „weniger Milch" tut meiner Haut total gut. Ich bleib trotzdem erst mal dabei. Und die Sehnsucht?

Ach was, ich habe auch noch andere Baustellen!

Die bessere Oma

Morgens, Ihr liebsten Abnehmeretten,
ich scrolle mich ja jeden Tag hier durch die Community und bin echt und ehrlich immer wieder total begeistert und inspiriert von Euch allen. Die krassen Abnahmefotos, die mutigen Neustarter, die, die weiter hadern und nicht schmeißen … ich weiß nicht, wie's Euch geht, aber mir tut das gut.

Heute früh bin ich erleichtert und glücklich. Hinter mir liegt eine hammerharte Woche, fünf Seminartage in drei Städten und alle Räume waren für die Akustik so ätzend, dass meine Stimme ziemlich an ihre Grenzen gekommen ist.

Ganz ehrlich? Inzwischen fange ich bewusster an, anständige Akustik-Verhältnisse einzufordern. Niemand würde einen Handwerker ohne eine echte Leiter losschicken, und sagen: „Hey, da ist ein wackliger Hocker und ein alter Tisch, bau dir da doch ein Türmchen draus!" Meine Stimme ist mein Kapital, wenn ich nicht sprechen kann, kann ich nicht arbeiten. In der Realität achtet kaum jemand, der Seminare anbietet, auf die Akustik der Räume, in denen er Seminare anbietet. Hallo, Arbeitsschutz?

Jetzt habe ich vier Tage frei und werde das Schweigen genießen. Zwischendrin klemme ich mir das Kind und meine Mutter unter den Arm und wir gehen shoppen. Eine von uns will Turnschuhe, eine andere Hausschuhe, die dritte Bananen-Conditioner. Das wird lustig!

Die Sonne lacht glucksend vom Himmel meiner Heimatstadt, hier ist Gallery-Weekend, ich habe mein Gewicht gehalten, obwohl die letzte Woche nicht besonders gut lief, daher ist das ok. Ich kann meinen eigenen Tee kochen, mit meinem Wasser, in meiner dänischen Luxus-Teekanne (denn nur dort können die Teeblätter ihren Freischwimmer machen. Ja, das ist wichtig!) - hach, das Leben kann so schön sein.

Gestern habe ich mich von der Autobahn gleich noch in einen Baumarkt geworfen, um Zubehör für meinen Balkon zu kaufen: Clairechens erster Bambus, Gott, wird das aufregend! Das Kind schläft gerade noch, in diesen Momenten habe ich es besonders lieb.

Gestern hatten wir nämlich eine Diskussion, wie das wird, wenn sie eines Tages selbst Kinder hat. Sie prophezeite mir, ich würde die „bessere Oma" abgeben, als die andere (also die Mutter des Kindsvaters, der Ihr in der fernen Zukunft irgendwann mal begegnet), weil ich viel lustiger und cooler sei.

Darauf ich: „Was, wenn die andere Oma Jerry Seinfeld ist?"

Sie: „Nee, an dich kommt keiner ran!"

Ich überlege, ob ich mich gleich hinschleiche, ihr einen Finger ins Auge pikse und mit geflüstertem Quietschen frage: „Bist du schon wach?! Darf ich fernsehen?", so wie sie es früher gern bei mir gemacht hat. Oder ich leg mich einfach zu ihr und mach Selfies mit Snapchat, während sie schläft. Irgendwie muss man ja seinem Ruf gerecht werden.

Ein schönes Wochenende Euch allen!

Shopping

Hach, war das heute schön! Meine Mutter war blendend gelaunt. Nicht nur das: Sie wird auch immer schmaler. Im Herbst war sie ziemlich krank, und wir beide hatten ein ziemlich ernstes Gespräch, dass ich ihr nicht das Essen mies machen will, dass ich genau weiß, wie schwierig die Umstellung und der Verzicht ist, aber dass jedes Kilo mehr für jedes Gelenk ein Problem darstellen. Sie fragte nach, was ich denn jetzt konkret anders mache, seitdem ich abnehme. Mein Vorschlag damals, dass ich jeden Tag, an dem ich für sie Frühstück mache, einfach mal die Haferbrei-Experience für sie arrangiere, wurde angenommen - und sie ist bis heute dabeigeblieben.

Sie hat die weißen Brötchen zum Mittagessen von zwei auf eins reduziert, mehr Gemüse, weniger Nudeln und Kartoffeln, jeden Morgen Haferbrei mit Obst - und hat wirklich toll abgenommen.

Heute hat sie erzählt, dass sie 100 € beim Änderungsschneider gelassen hat, weil sie Hosen und Blusen hat enger nähen lassen.

Als wir dann heute shoppen waren, kam die übliche Frage von ihr:

„Wann gehen wir eigentlich Mittag essen? Und was?"

„Jetzt gleich. Es gibt einen großen Salat!"

Die Reaktion meiner wunderbaren Mutter:

„Nee, ich hab aber Hunger, ich hab gestern schon gesund gegessen, ich will was Warmes, ich werde sterben, das Universum explodiert, wieso muss ich wieder auf alles verzichten, ich bin im Krieg aufgewachsen, Salat macht nicht satt, da drüben gibt es Pizza, ich will sofort abgeholt werden und nach Hause, außerdem hab ich schon kein Eis bekommen, und da hinten ist ein asiatisches Restaurant."

Also, so ungefähr.

MannMannMann.

Mich wundert nicht, woher ich mein Gejammer hab, das sind

genau die O-Töne in meinem Kopf. Boh ej.

Also bot ich an:

„Pass auf, wir bestellen je einen großen Salat und für uns drei gemeinsam eine Pizza, die wir teilen.“

Darauf konnte meine Mutter sich einlassen, aber das Gesicht, als der Salat kam, und sie das Huhn darauf sah … Immerhin, sie hat den ganzen Salat und gerade mal ein Viertel von der Pizza gegessen.

Als ich ihr erklärte, dass Huhn eine besonders gute, weil eiweißreiche Abnehmalternative ist und der Salat sowieso, war sie beeindruckt und kaute gleich viel begeisterter an ihrem Hühnchen.

Die Idee war wirklich gut, das Kalorienhaltige miteinander zu teilen. Die Pizza haben wir auch zu dritt nicht geschafft, aber das war ok. Ihr wisst ja, was das für eine Leistung ist, wirklich aufzuhören, wenn man satt ist, und nicht einfach aufzuessen, weil es vor einem steht.

So bekloppt, wie es klingt: Immer diese Angst, was zu verpassen, zu kurz zu kommen, etwas essen zu müssen, was nicht 100-ig dem eigenen Geschmack entspricht. Immer der bedrohliche Gedanke, ein wenig Verzicht zu üben, bedeute den totalen Abstieg. Geht mir ja ganz genauso.

Hinterher war sie happy. Sie hat dann noch Cappuccino getrunken und war satt und zufrieden, wie ich auch. Wenn ich mir eine Pizza für mich allein bestellt hätte, hätte ich mich hinterher geärgert. Auch bekloppt: Vorher ärgert man sich, weil man vielleicht keine Pizza kriegt, und wenn man sie hatte, ärgert man sich, dass man sie hatte. Puh, es ist noch ein weiter Weg.

Habt eine gute Nacht, Ihr Lieben!

Brokkoli

'Löchen, Ihr fleißigen Kalorien-Jägerinnen!
Der Tag gestern hat mich sehr nachdenklich gestimmt. Meine Mutter und ich waren shoppen; sie ist ja auch fleißig am Abnehmen, aber sie kann deutlich besser jammern als ich. Kaum vorstellbar, aber wahr. Kleines Beispiel:

Im Sommer verreist sie mit meiner Schwester in eine Ferienwohnung.

Sie (nüchtern und trocken): „Hoffentlich nehme ich nicht wieder zu. Deine Schwester kocht ja ohnehin kalorienarm, das ist praktisch, sonst nimmt man ja im Urlaub immer zu. Ich will mindestens halten, das ist schon schwierig genug."

Ich (die reine Tochterliebe): „Soll ich Euch ein paar leckere Diät-Rezepte ausdrucken?"

Sie (aufbrausend-empört bis schockiert): „Also, ab und zu will ich schon richtig essen gehen und was von meinem Urlaub haben! Wenn ich jetzt jeden Tag nur noch hungern soll, muss ich gar nicht in den Urlaub fahren. Gutes Essen ist ja auch Erholung und Lebensqualität!"

Ich (augenrollend): „Die Rezepte sind deutlich leckerer als die ewige No-Carb-Brokkoli-Gerichte meiner Schwester."

(Kein Gag, mindestens dreimal die Woche Broccoli. Das schmeckt ihr wirklich. Meine Schwester gehört auch so'ner Rosenkohl-Sekte an. Wenn das Gemüse nicht grün und bitter ist, kommt es ihr nicht auf den Tisch. Willste machen?)

Sie (plötzliche ernüchternde Erkenntnis): „Oh, ja. Der Brokkoli mit Lachs. Ganz vergessen."

Das Schlimme ist: Ich weiß genau, was meine Mutter meint. Die Sätze könnten von mir sein:

- Mist, mir fehlen noch zwei Kilo
- Hilfäää! Man will mir mein Brötchen wegnehmen!
- Oh, die Zahl auf der Waage soll doch kleiner werden, nicht größer.
- Hilfäää! Ich muss mich beschränken!

Fürchterlich, oder? Diese Panik, dieses Selbstmitleid, der Unwille zum Verzicht.

Dass Hunger bei meiner Mutter Panik auslöst, verstehe ich. Sie ist ein Kriegskind, sie musste hungern. Ihre Erzählungen sprechen von extremer Angst und Hilflosigkeit. Wir haben oft darüber geredet, wie schrecklich für sie nicht nur der Hunger war, sondern auch, die Erwachsenen so hilflos zu sehen. Für sie ist es darum besonders wichtig, beim Abnehmen immer satt zu sein, also den Speiseplan so umzugestalten, dass sie wirklich absolut kein Hungergefühl hat. Nachvollziehbar, oder?

Was mich stutzig macht, ist: Ich bin kein Kriegskind. Ich bin im absoluten Überfluss groß geworden. Es gab immer genug zu essen. Aber es gab immer Erwachsene um mich herum, für die satt sein und genug zu essen haben, kein Normalzustand war. Essen war immer, immer Thema. Auch nach der Blockade West-Berlins hatten meine Eltern immer Reserven im Haus, für den Fall der Fälle (wie im Übrigen die ganze Stadt als sogenannte Senatsreserve).

Auch im Positiven war Essen in meiner Familie ein wichtiges Thema. Es wurde zelebriert, es gab Lieblingsgerichte, es wurde gemeinsam gekocht. Meinen Eltern war es wichtig, uns das Gefühl zu geben: Es ist immer genug zu essen da. Niemals hätten sie uns ohne Abendbrot ins Bett geschickt oder zur Strafe den Nachtisch gestrichen. Letzteres lag auch daran, dass es bei uns nie Nachtisch gab. Den hätte bei den Mengen, in denen die Hauptgerichte aufgetafelt wurden, auch keiner mehr geschafft.

Was ich mich frage, ist: Habe ich diese ewige Angst, es könnten wieder schlechte Zeiten kommen, von meinen Eltern übernommen? Oder bin ich einfach gnadenlos verwöhnt? Wahrscheinlich beides.

Habt einen wunderschönen, friedlichen Sonntag!

Das Abenteuer ruft

Hallo, Ihr Besten aller Abnehmeretten! Diese Tage stehen unter dem Motto: „Live wild - go crazy!“ Das Abenteuer hat mich bei meinem Namen gerufen. Also tatsächlich nannte es mich fauler Sack, aber - hey. Wenn das Abenteuer einen bei seinem Namen ruft, muss man antworten, oder?

Meine Antwort lautete: „Äh, watt'n jetzt schon wieder?“

Das Abenteuer zeigte mit seinem großen, anklagenden Finger auf verschiedene Bereiche in meinem Leben, und mir war sofort klar, was ich zu tun habe:

Bereich 1

Ich habe meinen Haferbrei heute früh zum ersten Mal mit Mandelmilch gemacht! Und aufgegessen. Die Hefe für meine Skyrbrötchen habe ich auch mit Mandelmilch gehen lassen! (Noch nicht alle aufgegessen.)

So albern wie es klingt, aber nach meinen Versuchen mit Sojamilch (spontaner Todeswunsch), Sojajogurt (das Kind sah mein Gesicht beim Essen, ging mal „kurz zu den Nachbarn, um Hallo zu sagen“ und kam erst nach drei Tagen wieder) und Hafermilch (Warum, Gott? Warum?) war ich wirklich nicht mehr offen, irgendwas anderes zu probieren.

Leider, leider, leider, vertrage ich auf meine alten Tage Kuhmilch nicht mehr gut. Meine Haut blüht wie bei einem clearasilabhängigen Teenager, und es verschleimt mir den Hals. Ja, sorry, ich weiß, nicht so appetitlich, aber eines Tages seid Ihr vielleicht auch über 29 und stellt fest, dass manche Lebensmittel Euch stundenlang räuspern lassen. Räuspern ist leider super schlecht für Stimmbänder.

Abgesehen davon war eine meiner ersten Erkenntnisse in diesem Abnehmforum, dass Milch eigentlich dazu da ist, um aus kleinen Kälbchen große Kühe zu machen. Bei den Mengen, die ich davon in meinem Alltag hatte, heute kein Wunder, dass mein Gewicht so nach oben ging.

Bereich 2:

Bambus!! Tante Claire ist jetzt Bambusbesitzerin. Die Sorte „extrabrutaler Kampfbambus“ schmückt jetzt meinen Balkon. Der dreitägige Onlinekurs „Grundlagen Bambus-Chinesisch: Lerne, deinem Bambus in seiner Muttersprache Koseworte zuflüstern!“ wurde von mir erfolgreich abgeschlossen. Jetzt flüstere ich ihm jeden Morgen zu: 你很漂亮

Bereich 3:

Anschaffung einer fliederfarbenen Adidas-Jogginghose für die Powerwalks, zu denen mich meine Schwester am Wochenende immer zwingt. Passend zu meiner lila-laune Softshelljacke bin ich jetzt der violette Blitz in den Parkanlagen meiner Stadt! Ha! Kommentar das Kind: „Dein Ernst?!“

Ihr seht also, ich habe den Ruf des Abenteuers erfolgreich beantwortet. Yay!

Habt einen schönen Feiertag!

Die Nuss-Diät

Mensch, meine neue „Zu jeder Mahlzeit eine Nuss"-Diät hält, was sie verspricht: +200 g.

Ganz klasse.

Das war jetzt keine Überraschung, natürlich blöd, aber … ich lerne ja gerade, die Zahl im Zusammenhang mit dem ganzen Rest zu sehen.

Für mein aktuelles Arbeitspensum, den Schlafmangel und meine unfassbar miese Laune sind „nur" 200 g Zunahme völlig ok. Klar, wären mir -2.000 g lieber.

Aber ich habe gelernt, die Kirche im Dorf zu lassen, was meine Erwartungen an mich angeht. Irgendwo in meinem Hinterkopf springt natürlich ein Abnehm-Rumpelstilzchen kreischend herum und halbiert sich vor Wut über meine „Disziplinlosigkeit". Aber wenn ich dem länger zuhöre, dann fang ich wieder an zu schreien: „Jetzt ist es auch egal!!", werfe es aus dem Fenster und hol mir eine Packung Keksteig-Eis.

Das Muster kenne ich schon, thank you very much. Bringt gar nichts. Was mehr hilft, ist mich daran zu erinnern, was trotz allem gerade gut läuft. Gerade sind es wirklich Babystepps wider den Rückfall, die ich mache.

Meine größten Leistungen sind grad:

1. Weiterhin Kalorien aufschreiben, auch wenn kein Tag im Rahmen bleibt - obwohl ich grad wieder in einer Phase bin, in der ich akutes „Kalorien-ADS" habe: „Was? Da war grad ein Chai-Latte mit vollfetter Milch? Der hat wie viel Kalorien? Oh, guck mal ein Schmetterling!"

2. Weiterhin zweimal die Woche wiegen: einmal am echten Wiegetag, einmal am Dienstag. Auch hierzu muss ich mich zwingen. Ich kann mich ja monatelang durch die Gegend ausdehnen und zunehmen, ohne dass ich auch nur einen Zeh auf die Waage setze. Allerdings weiß ich inzwischen, dass das tatsächlich der Schritt in die falsche Richtung ist. Wenn ich mich nicht mehr wiege, komme ich beim Essen in eine

komplette Ladidaa!-Haltung: „Och, guck mal: Butter. Ups. Jetzt rühre ich die an meine 400 g Nudeln. Hoppla."

3. Gesunde Sachen einkaufen: Ja, ich habe mir wieder Nüsse gekauft, aber eben kein Eis oder keine TK-frittierten Häppchen. Ich zähle die Nüsse bzw. wiege sie und schreibe sie auf. Klingt absolut albern, aber für mich ist das geradezu eine übermenschliche Leistung.

4. Gestern Abend habe ich mir ein Lunchpaket gemacht. Ich wusste, wenn ich mich um 6:00 auf die Autobahn schwinge, um nach Posemuckel zu fahren, dann wird jede Tankstelle, an der ich vorbeifahre, kreischen: „Hier! Heda! Anhalten! Croissants! Eiskonfekt! DINGE!" Also habe ich ein Tupperdöschen mit Tomaten und Möhren, Weintrauben, einen Apfel, meine Frikadellen aus der Heißluftfritteuse (nicht so irre lecker, aber deutlich fettärmer als in der Pfanne mit Fett gebraten) und einen Haferdrink Kurkuma vorbereitet. Heute früh musste ich nur noch den Beutel aus dem Kühlschrank nehmen und losstiefeln.

Der Haferdrink mit Kurkuma aus dem Drogeriemarkt - der stand jetzt drei Wochen in meinem Kühlschrank … ich dachte: Probier's. Puh. Schmeckt, als ob das indische Essen sich mit ein paar Haferflocken zu einer Jugendbande zusammengeschlossen und dann in einen Cappuccino verlaufen hat und nun nicht mehr nach Hause findet.

Seid mir herzlich gegrüßt!

Kollegiale Beratung

Morgens!

Gestern Abend ruft mich ein Kollege an - auch Psychologe - er habe einen Patienten, der sei schwer fettsüchtig, ob ich vielleicht noch eine Empfehlung habe?

Ich, in der mir eigenen herablassenden Überheblichkeit: „Soll sich eine Abnehm-App runterladen. Komplette Vorteile der Verhaltenstherapie, Selbstbeobachtungsprotokoll, Community dabei wäre noch toll, dann hat das den Charakter einer Selbsthilfegruppe. Zur Unterstützung der Psychotherapie absolut super."

Er (irritiert): „Echt? Meinste wirklich? Ne Abnehm-App?"

Ich (weiß wie immer alles besser, erklär es aber dem Dümmeren gern, weil ich voll nett bin. Schlicht gestrickter Tropf, der er ist): „Du, das sind 15 € im Monat, aber er kann jeden Tag sein Verhalten dokumentieren, und sieht super inspirierende Fotos von Leuten, die es schon geschafft haben. Und es sind auch noch Rezepte dabei."

Er (nachdenklich): „Muss ich echt gucken, wie ich ihm das verklickern kann, er ist ja wahnsinnig schlank."

Ich (ein wenig irritiert): „Äh? Wieso ist er schlank, wenn er fettsüchtig ist?"

Er: „Nicht fettsüchtig. Sexsüchtig."

Oh Mann. Wir haben uns vor Lachen nicht mehr halten können. Der Kollege bekam fast Schluckauf: „Und ich glaub dir auch noch jedes Wort! Das wäre ja was geworden, wenn ich den überzeugt hätte, er soll sich da anmelden!"

Ich: „Na ja, er hätte sich vermutlich grandios viele durch Sport verbrauchte Kalorien aufschreiben können - und in der Community viele neue Bekanntschaften gemacht."

Vielleicht muss ich doch mal langsam über Hörgeräte nachdenken.

Ihr Lieben, habt einen schönen Tag!

Der Wochenplan

Na, Ihr Schnullerbacken? Wie geht's Euch so?
„Frau Mond, würden Sie bitte Ihre werten Mitstreiterinnen nicht öffentlich als Schnullerbacken bezeichnen? Das ist nicht respektvoll. Danke!"

Ok. Respektvoll … *überleg*

Morgens, Ihr Knutschkugeln!!!

Hab grad mit großer Bewunderung die Wochenpläne von einigen hier betrachtet. In der Tiefe meiner Seele weiß ich, dass das der Schritt ist, den ich als Nächstes gehen müsste. Um Kalorienexzesse zu vermeiden, um spontane Nudelorgien zu umgehen, um tatsächlich mal wieder mehrere Tage im erlaubten Kalorienbereich zu bleiben.

Aber. Aber. Aber.

Allein bei dem Gedanken bekomme ich mittlere Panikattacken. Es gibt ein paar Dinge, die ich nicht kann. Z.B. über Wochen jeden Morgen zur gleichen Zeit am gleichen Arbeitsplatz sein. Meine Freunde fragen mich manchmal, ob mir die Reiserei nicht auf den Wecker geht. Klar ist das anstrengend. Weder Autobahnen noch Bahnsteige sind hochgradig attraktive Orte.

Anstrengender wäre für mich, jeden Morgen um 9:00 am gleichen Tisch im gleichen Büro zu sitzen. Gleichförmigkeit mag ich bei Geschichten. Ich bin so eine, die 835-mal das gleiche Buch lesen und 4.536-mal die gleiche Serie gucken kann. Gleichförmigkeit mag ich auch beim Essen - im Grunde greife ich immer auf die gleichen 20 Gerichte zurück - einige mussten sich in den letzten Jahren verabschieden (Tschüss, Buttertoast! War schön mir dir!) Andere sind neu in den Alltag aufgenommen worden (Well, hello there, Haferschleim!).

Was ich einigermaßen hinkriege, ist eine Liste mit Gerichten, die für die nächsten Tage anstehen, aber diese Gerichte einzelnen Tagen zuzuordnen … puh. Jetzt schon zu wissen, dass ich Montagabend Nizzasalat essen soll? Auch wenn ich den liebe, aber mich jetzt schon auf Montag festzulegen? Was, wenn ich grad Montagabend unbedingt Suppe möchte? Und die Wahrscheinlichkeit ist riesig, dass ich Montag auf alles Lust habe außer Nizza-Salat.

Die Wahrheit ist: Ich bin die Sorte Mensch, die andere mit ihrer unerträglichen Spontanität nervt: Ich kaufe alle Zutaten zu Mahlzeit A ein, und wenn ich sie zuhause ausgeräumt habe, fällt mir ein, dass ich am liebsten was beim Pizza-Lieferservice bestellen würde (tue ich nicht, aber ich würde so gern). Bekloppt, ich weiß.

Festlegen funktioniert für mich nur in einigen Bereichen. Kinder, z.B. Arbeiten, ganz klar. Aber … Sportarten und Nahrungsmittel? Freizeit? Mehr Puh.

Ich beneide Menschen, die jeden Morgen nach dem Aufstehen eine gesunde Routine haben: Meditation, gesundes Körner-Frühstück, Lachyoga.

Für mich unterteilt sich der Morgen in zwei Elemente: Der Zeitpunkt, an dem ich nicht mehr schlafen kann oder darf, und der Zeitpunkt, an dem ich wirklich wach und verhandlungssicher in meiner Muttersprache bin. Zwischen diesen beiden Zeitpunkten liegen ca. 2,5 Stunden.

Das einzige, was ich an Routine in dieser Zeit gewährleisten kann, ist die Einnahme von Heißgetränken. Ein perfekter freier Tag bedeutet für mich, dass ich diese Zeit habe, und danach anfange nachzudenken, was ich mit dem Rest des Tages machen will.

Ein Freund von mir hat für seinen Sommerurlaub schon alle Eintrittskarten im Internet bestellt. Er weiß schon, dass er nächstes Jahr am 27.07. um 10:00 mit seiner Familie in Museum XY gehen wird, am 28.07 um 15:00 gibt es eine Dampferfahrt und für den 29.07 hat er einen Tisch im Restaurant seiner Wahl bestellt. Wenn er davon erzählt, bekomme ich fast Atemnot.

Meine Freundin Estelle schrieb mal sinngemäß, dass der Beginn einer Challenge für sie die Einladung sei, das genaue Gegenteil zu tun. Oh weh, da kann ich mich direkt einreihen. In mir schreit eine laute Stimme:

So kann ich nicht leben! Man will mir meine Freiheit nehmen! Ich werde eingesperrt!
Hallo?! Alles, was du tun sollst, ist: dich Montagabend für Nizzasalat zu entscheiden!
Schikane! Unterdrückung! Diktatur!
Es ist nur ein Abend!
Zeter! Mordio! Hui Buh! Ich will sofort abgeholt werden!
Ein Abend!
Tod durch Vorhersehbarkeit!!

Puh, Puh. Puh.
Ganz herzliche Grüße und ein schönes Wochenende!

KAPITEL 8

Die Kichererbse

Heda!
Also entweder habe ich gerade etwas Geniales oder etwas völlig Bekloptes getan. Wahrscheinlich beides. Wenn Ihr jetzt denkt: „Hat Claire sich jetzt als Antifaltencreme-Modell beworben?", dann seid beruhigt.

Aber fangen wir von vorne an: Die letzten Wochen liefen unterirdisch. Zunahmen waren erwartet und vorprogrammiert und passierten. Also war ich letztes Wochenende derart bedient, dass ich mich seit Montag wieder jeden Tag schön an meine Kalorien halte.

Weil ich auch wieder in einer Phase bin, in der ich unter akuter Wiegephobie leide und lediglich mein Körpergewicht checke, wenn jemand anders im Rahmen einer Challenge dazu aufruft, dachte ich: Claire muss jetzt für ein paar Wochen täglich gewogen werden. Mich jeden Tag mit dem Ergebnis meiner letzten Wochen konfrontieren.

Anscheinend brauche ich die Zunahme bildhaft, um zu begreifen, dass ich sterblich bin und dass mein Verhalten Konsequenzen hat. Jetzt kommt's: Täglich wiegen brachte folgenden Effekt: Ich habe jeden Tag diese Woche eine Zunahme beobachten können. Jeden. Tag. Jeden Tag schön Kalorien gezählt und im erlaubten Rahmen geblieben. Jeden Tag Gewicht zugenommen. Boh ej. Muss wohl am Kalorienzählen liegen. Oder am Wiegen.

Ok, Brüller.

Nein, ich denke eher, dass jetzt eben die Quittung für die letzten Wochen kommt und dass es etwas mit Wasser zu tun hat. Darum rege ich mich auch nicht auf. Sondern achte wieder schön darauf, was ich esse.

Heute habe ich also brav unterwegs beim Arbeiten meinen vorbereiteten Frühstückskuchen gegessen, den ich mit Heidelbeeren und Äpfeln belegt hatte, sehr quarkig, aber lecker. Dann Knäckebrote mit Hering. Danach war mir so sehr nach etwas Süßem, Kohlehydratigem, dass ich ernsthaft überlegt habe, die Schokolade einfach in Mehl zu wälzen. Leider hatte ich nicht mehr genügend Kalorien übrig. Kurzzeitig habe ich überlegt, ob ich Kuchen backe. Oder Kuchen kaufe. Oder Hefeklöße mache.

Vermutlich kennt Ihr dieses Gefühl, wie es ist, wenn man durch alle Schränke in der Küche geht und jedes Lebensmittel in die Hand nimmt, es dreht und wendet und sich fragt: „Will ich das jetzt um jeden Preis essen? Wird hinterher der Jieper weg sein?" - Vor allem, wenn man praktisch keine Kalorien mehr übrig hat: „Gibt mein Konto das noch her?"

Nun habe ich kürzlich Shark Tank geguckt (die amerikanische Version von „Höhle der Löwen"), wo jemand süßen Hummus vorstellte. Hummus. Aus Kichererbsen. Also mal kurz nach Rezepten gegoogelt und eine Dose Kichererbsen (gut abspülen!), Datteln, Backkakao, gemahlene Vanille und Mandelmus püriert. Riecht komisch. Sicher geht auch Erdnussbutter und wer noch Kalorien übrig hat, kann gehackte Schokolade oder Nüsse drunter rühren. Bei mir blieb die Nusstüte heute zu. Ja, ich finde, ich habe dafür einen Orden verdient, danke.

Wer keine Kalorien für Datteln übrig hat, kann sicher auch mit Stevia oder so süßen, aber mir schmecken keine künstlichen Süßungsmittel.

Ergebnis:

1. Schmeckt tatsächlich ähnlich wie Kuchenteig.
2. Nach zwei Esslöffeln war ich satt. Pappsatt.
3. Süßigkeiten-Hunger war wirklich weg.

4. Man möchte danach wirklich nie wieder irgendwas essen.

Meine Überlegung ist, das Zeug portionsweise einzufrieren. Einfach, damit der Rest keine Verführung ist, weil jetzt noch eine ziemlich große Menge einfach im Kühlschrank rumsteht und erstaunlich lecker ist. Mir ist nämlich absolut zuzutrauen, das Zeug zu essen, auch wenn ich keinen Hunger habe.

Die Frage ist: Habe ich ein Monster geschaffen? Werde ich nachts auf allen vieren zum Kühlschrank krabbeln, um das Zeug zu naschen? Gesünder als Nutella ist es sicher.

Oder ist das eine gute Idee, weil eine relativ kleine Menge wirklich meinen Süß-Jieper dämpft? Na ja, wir werden es herausfinden.

Habt einen schönen Abend, Ihr Lieben.

PS: eben gerade die geniale Idee gehabt, den Rest nachher einem Nachbarn zu geben. Das lässt mich großzügig und freundlich erscheinen und reduziert das Rückfall-Risiko.

Meine Güte, ich bin also doch genial.

Edit: Das Kind fragte beim Anblick der Masse in unfreundlichen Worten, um wessen Stuhlprobe es sich handelt. MannMannMann. Doch ein Monster geschaffen.

Muttertag

Happy Muttertag, Ihr Mütter und Nicht-Mütter!
Keine Ahnung, warum, aber ich bin glücklich. Das kann daran liegen, dass ich einen Zwei-Tage-Workshop über Glücklichsein mit extra netten Menschen gegeben habe.

Kann aber auch daran liegen, dass ich heute massiv wider mein Naturell gehandelt habe. Mein Wecker klingelte um 8:30 und ich dachte: „Sach mal, Claire, bist du eigentlich total bekloppt? Am Sonntag früh vor der Kampftreppe eine Verabredung mit Estelle zum Spazierengehen? Sag ab. Schick eine Nachricht und sag, dass du leider gerade verstorben bist."

Vor allem weiß ich inzwischen, dass uns Estelle ein irres Tempo drauf hat, weil sie jeden Tag vor dem Aufstehen Power-Walking macht. Sie wird nachher behaupten, das stimmt nicht. De facto sieht man ab und zu eine Staubwolke durch die Stadt rasen. Das ist Estelle.

Jedenfalls bin ich aufgestanden, hab mich in meine fliederfarbenen Walking-Klamotten geworfen und bin mutig direkt aus dem Tiefschlaf zum Treffpunkt gefahren. Wir haben unentdeckte Schätze der Stadt erkundet, sind fast von einem Radrennen überfahren worden und haben den Charakter von Severus Snape analysiert. Was man so am Sonntagmorgen macht.

Die Stadt ist gerade wunderschön: Die Sonne strahlt, alles grünt und blüht und duftet - ein Traum. Wenn mir nochmal jemand mit „Es gibt kein schlechtes Wetter …" kommt, lade ich ihn zu neun Monaten Berliner Winter ein.

So schlicht gestrickt es klingen mag: genauso wie das monatelange 50-Shades-of-Heavy-Depressing-Grey des Winters mir die Laune versaut und mich dauertraurig macht, so erheitert mich der Frühling bis in die Tiefen meines Herzens.

Die Bewegung war auch gut. Aber Bewegung nur um der Bewegung willen … sorry, so weit bin ich noch nicht. Der Spaziergang macht einfach mehr Spaß, wenn ich mit jemandem in ganzen Sätzen sprechen kann, der viele Interessen mit mir teilt, und für den der elegante Umgang mit Sprache genauso tröstend ist wie für mich, auch wenn unsere Gespräche sich bisweilen so anhören:

„Da vorne ist doch Dingens, hirselknips, grsps.“

„Ja, der Dings halt, der - na! Dieses, ähm, das ähm Dings ebent.“

Jetzt sitze ich auf dem Balkon und lese und freue mich einfach an diesem traumhaften Wetter. Vielleicht erheitert mich auch, dass ich in den letzten zwei Tagen 1,2 Kilo abgenommen habe. Keine echte Abnahme natürlich! Muss wohl doch Wasser gewesen sein. Dienstag, Mittwoch, Donnerstag und Freitag gab es jeden Tag Zunahmen (insgesamt ein gutes Kilo) Samstag und Sonntag dann jeweils 600 g Abnahme.

Damit bin ich wieder bei Null. Auf Deutsch: Ich halte immer noch. Das ist super. Ganz ehrlich. Ja, natürlich, Ihr wisst ja, die letzten zwei Kilo, die seit Januar nicht weichen wollen.

Aber ich bin trotzdem nicht unzufrieden. Ich habe nicht geschmissen. Ich habe nicht aufgegeben. Ich wurstel mich weiter durch. Zentimeterweise. Babystepps. Ich bin heute so gut drauf, dass ich denke: Irgendwann klappt das noch!

Habt’s fein!

Image-Berater

N'Aaaabend, Ihr Besten aller Besten!
Nach meinem grandiosen Erfolg mit Kichererbsen-Süßspeisen (O-Ton Freundin: „Ist das süße Linsensuppe? Die ist ja dickflüssig!"), meiner Rückkehr zu Frühstückskuchen (endlich wieder eine Speise mit leichtem Bananengeschmack!) bin ich jetzt am Freitag bei klarer Bouillon angekommen.

Im Vergleich zu dem Durcheinander, das gerade bei mir abläuft, geht es mit dem Essen einigermaßen klar.

Montag: Das Leben gibt mir eine knackige Ohrfeige in Form einer richtig schlechten Nachricht, schickt mir aber am gleichen Tag die reizendste Seminargruppe, die ich je hatte. Am nächsten Tag gibt es gesundheitliche Probleme in der Familie, aber der Arzt ist lustig. Mein Leben hat grad eine Schwäche für's Drama, wie's scheint. Leider führt das dazu, dass ich jeden Morgen um halb sechs aufwache, auch wenn ich erst um halb eins schlafen konnte. Müdigkeit … sorry, was soll ich lügen? Übermüdung macht mich hungrig.

Gute Nachricht: Meine Exzesse bestehen dieser Tage aus Lasagnesuppe. Wenn ich richtig in Fressattacken-Stimmung bin, mache ich mir einen Schokokeks in die Nicecream, ich wildes Ding. Klar, könnte es kalorientechnisch noch besser laufen. Aber eben auch deutlich schlechter!

Bouillon mit Ravioli ist besser als Ravioli mit Butter-Käsesahnesoße.

An einem Abend war ich sogar mit einem alten Freund essen: Chinesischer DimSum-Laden. Legendär gut. Werden die blöd gucken, wenn ich nächste Woche mit dem Koffer vor der Tür stehe und bei denen einziehe!

DimSum sind chinesische Ravioli, meist gedämpft aus Hefe- oder Nudelteig mit unterschiedlichsten Füllungen. Sie bieten den absoluten Vorteil, dass man unterschiedliche Geschmäcker naschen kann. Weil wir anfangs nur wenig bestellt haben, war ich relativ schnell satt und hab dann auch nichts mehr nachbestellt. So albern, wie es klingt: Das sind die kleinen Erfolge, für die ich richtig stolz auf mich bin. Früher hätte ich viel mehr bestellt und aufgegessen.

Meine Begleitung war ein Freund, mit dem ich zusammen studiert habe und der sich als Imageberater verdingt. Erfreulicherweise nicht in Berlin, denn das würde seiner Gesundheit nicht guttun. Eigentlich mag ich ihn wirklich gern, aber die Brille, zu der er mir vor zehn Jahren geraten hat, war ein totaler Fehlkauf.

Wenn ich die auf Fotos sehe, möchte ich einen Edding nehmen und sie übermalen. Fragt bitte nicht, woher ich das weiß, aber am Handydisplay ist das keine gute Idee. Manchmal fürchte ich, dass er mich zum Dirndl-Tragen überreden will, einfach weil es „weiblicher" aussieht.

Versteht mich nicht falsch: Ich find Dirndl klasse und glaube, die Hälfte von uns wäre glücklicher mit ihrer Figur, wenn Jeans einfach aus der Mode kämen. Jeans suggerieren immer, dass schlanker besser ist, dass weniger Hüfte besser ist und dass Oberschenkel bestenfalls den Durchmesser einer dickeren Stricknadel haben dürfen. Jeans sind figurtechnisch für Frauen ungünstig und machen unglücklich, wenn du eben keine 36 trägst. Dirndl sind sicher figurfreundlicher … Aber in meiner Heimatstadt käme das einer Cultural Appropriation gleich. Ok, im Ernst: Ich sähe aus, als würde ich zum Fasching gehen. Ich im Dirndl wäre ungefähr genauso glaubwürdig, wie wenn der Bartel zum Moscht holen ein Basecap trägt und dabei Bushido-Lieder auf Schwäbisch singt.

Zurück zu meinem persönlichen Imageberater: Er scheint manchmal mit seinem Geschmack beim Frauenbild 1950 stehen geblieben zu sein, und ich lebe nun mal leider heute. Am Ende des Abends kamen wir auf eine gemeinsame Bekannte, die sich dauernd für zu dick hält, wie so viele Frauen. Darauf fragt er, ob ich mich auch für zu dick halte.

Ich musste direkt ein bisschen nachdenken. Ich habe noch jede Menge Klamotten im Schrank und einen Ring, der erst wieder passt, wenn die letzten zwei Kilo auch noch weg sind.

Aber eigentlich finde ich mich völlig ok.

Während ich das aufschreibe, wird mir klar, warum ich eben diese letzten zwei Kilo nicht in Angriff nehme: kein Leidensdruck. Mein Ziel war hier jedes Mal die 65, und die habe ich erreicht. Seit sechs Monaten bin ich unter 65 Kilo. Als ich nach Hause kam, wurde mir das noch mal richtig bewusst, wie klasse das eigentlich schon ist. Ich freue mich da viel zu selten dran.

Habt's fein!

Bodyshaming

N'Abend, Ihr besten Herzbesten,
mir ging da noch was durch den Kopf. Also in Bezug auf Gewicht. Ja, ich weiß, mit dem Thema hatte jetzt niemand hier gerechnet, aber ab und zu eine kleine Überraschung schadet ja nicht. Heute las ich ein Interview mit einer Frau, die sich gegen die Diskriminierung von dicken Menschen einsetzt und kritisch betrachtet, dass schlank so ein absolutes Schönheitsideal ist. So weit erst mal so gut.

Es ärgert mich auch, dass Dicke wirklich oft die Hansel sind, auf die man anscheinend in unserer Gesellschaft immer herabgucken kann. Bodyshaming kotzt mich an.

Kürzlich sprach ich mit einem Bekannten, der sich bei einem Dating-Portal angemeldet hatte und sauer war, wie viele Frauen nur ein Foto vom Gesicht posteten und dann „kommt da so ein Walfisch um die Ecke". „Man muss sich doch im Griff haben, so was passiert einem doch nicht einfach, dass man plötzlich 40 Kilo zu viel wiegt."

Freundlich legte ich ihm die Hand auf die Schulter:

„Ach", sagte ich, „die 40 Kilo nimmt eine Frau mit dem richtigen Programm schneller ab, als Sie Nichtraucher sind. Glauben Sie, man sieht Ihnen die 30 Jahre Rauchen nicht an? Was lässt Sie eigentlich denken, Ihr Suchtproblem sei für einen Nichtraucher weniger abstoßend als das eines Dicken für Sie?"

Nach einer kurzen Pause antwortete er nachdenklich: „So habe ich das noch nie gesehen." Die meisten Menschen sehen das so: Dick sein ist eklig; Raucher sein ist cool - mal grob vereinfacht. Dicke darf man öffentlich beleidigen, Rauchern stellt man draußen Aschenbecher auf.

Bodyshaming ist nicht ok. Bis zu dem Punkt gehe ich voll mit der Autorin mit. Der Artikel, den ich oben ansprach, hat mich trotzdem irritiert, weil die Autorin so tat, als sei „dick sein" eine Entscheidung, die man freiwillig treffe, und einfach ein eigener Lebensstil. Wenn ich mich hier so umgucke, dann würde ich das nicht unterschreiben. Persönlich habe ich noch nie jemanden kennengelernt, der plötzlich aufwachte und sich sagte: „Mensch, bis heute hatte ich einen BMI von 19. Das ist ja langweilig. Peilen wir doch mal einen BMI von 28 an. Wo sind die Butterchips?“ Noch nie habe ich einen übergewichtigen Menschen getroffen, dessen Zunahme eine freiwillige Entscheidung war.

Wenn ich Eure Geschichten verfolge, dann sehe ich bei denen, die erfolgreich abgenommen haben:

- mehr Zufriedenheit
- mehr Lebensqualität
- mehr Bewegung
- Beweglichkeit
- bei vielen: fast eine Art Befreiung aus einem Gefängnis

Was ich hier noch nie gesehen habe:

- jemand, die die Veränderungen so bedauert oder sich so unwohl fühlt, dass sie dann wieder 10 Kilo zunimmt, um sich endlich wieder wohl zu fühlen
- jemand, die betont, wie glücklich sie mit dem Übergewicht war und wie schön ihr Leben war, weil sei übergewichtig war
- jemand, die sagt: „Dick sein war mein freiwillig gewählter Lebensstil, weil ich meinen Körper so schöner fand und mich wohler gefühlt habe.“

Vielleicht irre ich mich ja, aber ich habe oft den Eindruck, dass wir ab einem bestimmten Übergewicht unseren Lebensstil verteidigen und behaupten, er sei gewählt. Oder wir reden uns ein, wir hätten uns dafür bewusst entschieden. Zumindest bei mir war das eher die Stimme der Verzweiflung und nicht der Überzeugung.

Man verschanzt sich hinter einer Burg aus trotzigen Argumenten, weil man denkt: „Ich schaffe das mit dem

Abnehmen ja sowieso nicht. Dann ist es jetzt auch egal."

Mein Übergewicht bestand aus „nur" zehn Kilo, aber ich hatte definitiv Phasen, in denen ich resigniert dachte: „Ich schaffe es ohnehin nicht, abzunehmen. Ich bin zu alt. Jung und schön ist eben vorbei. Find dich damit ab. Next stop: Mode für Mollige." Mann, bin ich froh, dass ich mich damals für's Abnehmen entschieden hab.

Meine übergewichtige Kollegin schickte mir heute einen WhatsApp-Spruch „Frauen sind wie Frühstück: nur gut mit ein bisschen Speck."

Ich habe mir verkniffen zu sagen: Ja, ein *bisschen* Speck. Aber man trennt keinem Schwein den gesamten Hintern ab, drapiert dann auf jeder Backe ein Ei und serviert das zum Frühstück.

Oder dieser bekloppte Spruch: „Mit 40 muss man sich entscheiden: Kuh oder Ziege." Als ob Übergewicht Falten verschwinden lässt. Jedes Vorher-Nachher-Foto in dieser Community zeigt Frauen, die schlank viel jünger und dynamischer aussehen!

Wenn ich einen sehr adipösen Menschen sehe, dann muss ich mich zurückhalten, ihm nicht die App unter die Nase zu halten und Eure Fotos zu zeigen: „Das kannst du auch schaffen, wenn du Bock hast!" Nicht etwa, weil mich sein Anblick stört oder weil ich meine, alle Frauen müssten Größe 36 tragen oder wir seien für Männer nur attraktiv, wenn wir schlank sind. Das ist grober Blödsinn.

Ganz einfach deswegen, weil ich mir damals gewünscht hätte, dass jemand mir Mut macht und mir sagt, dass ich es schaffen kann. Dass es kein Ding der Unmöglichkeit ist, mit über 40 zehn Kilo abzunehmen. Dass ich mich nicht der Resignation ergeben soll!

Es gab bei dem Artikel noch einen Aspekt, der mich gestört hat: Wir lassen das gern unter den Tisch fallen, wenn wir uns über Bodyshaming aufregen: Wie jede Sucht hat auch übermäßiges Essen eine Komponente der Selbstzerstörung. Es gibt einfach eine Grenze zwischen leichtem Übergewicht, weil jemand im Bereich Ernährung maßlos ist, und dem Zustand, so viel Essen in sich hineinzustopfen, dass die Gesundheit massiv Schaden nimmt. Das ist immer noch kein Grund, jemanden zu beschimpfen, sondern sie in den Arm zu nehmen und zu sagen: „Du bist nicht allein!“

Was wir auch gern hintenüberfallen lassen, ist, dass ein bestimmtes Übergewicht zu massiven gesundheitlichen Problemen führt. Ebenso ignorieren wir, dass Menschen ab einem bestimmten Übergewicht massive Einschränkungen in ihrer Lebensqualität haben und vor allem bestimmte Aktivitäten meiden: Fahrradfahren, Bergwanderungen, Reiten, das Sitzen auf Stühlen, die eben nicht 150 kg tragen.

Beweglicher werden und wieder mehr Anteil am Leben nehmen: Darum geht's. Seinen Körper nicht mehr behandeln wie ein Stiefkind im Märchen. Sich in seinem Körper zuhause und wohl fühlen, gesund sein, in den Spiegel gucken und selbst entscheiden, was man anziehen will - ob das nun ein Fan-Shirt, ein Dirndl oder eine Jeans sei.

Habt einen feinen Abend.

Vorher/Nachher

Frohes 2. Pfingsten, Ihr Besten aller besten Herzbesten. Ich weiß nicht, ob Ihr's wusstet, aber als Tante Clairchen noch jung war, hatte sie einen feinen Job im Suchtbereich. Na ja, nicht direkt Suchtbereich, aber viele der Kunden waren Menschen mit Alkoholkrankheit.

Dabei gab es einen interessanten Unterschied: Es gab Gruppe 1, die im Grunde wusste, dass sie ein Problem hat und Gruppe 2, die sich an der Idee festhielt, dass sie einfach nur einen besonderen Lebensstil führt, den wir drögen, humorlosen Spaßbremsen nicht kapieren, obwohl um sie herum so nach und nach alles in Scherben zerbrach.

Gruppe 2 erklärte felsenfest, sie hätten es nicht nötig, ihre Gewohnheiten zu ändern, weil sie tolle Typen waren, sie keine Nachteile durch ihren Konsum hätten, und weil sich ja zwangsweise ihr Leben dramatisch verschlechtern würde, wenn sie auf die tolle Lebensqualität verzichten müssten: das Glas Wein zum Abendessen, das Bier zum Fußball. Dann ist man vielleicht noch der Einzige im Freundeskreis, der nicht trinkt. Wie ätzend ist das: Alle haben „Spaß" und ich nicht??

Oder, wie man ehrlicher sagen müsste: die Flasche Wein zum Abendessen und die halbe Kiste Bier zum Fußball.

Hm. Erinnert mich das an was? Alle essen Torte und ich nicht? Alle essen Pommes und ich nicht?

Was das Ganze richtig interessant machte, war: Man traf Gruppe 2 vorher und nachher (und ein Schelm, wer jetzt Böses dabei denkt und hier plötzlich eine Assoziation zu unseren Vorher- und Nachher-Bildern hat). Also vorher: Als sie noch tranken, und nachher, nachdem sie mindestens sechs Monate trocken waren.

Was mich jedes Mal absolut fasziniert hat, war: Der Mensch, den man nachher traf, beschrieb fast immer einen Zuwachs an Lebensqualität ohne Alkohol: bessere Gesundheit. Bessere Beziehungen. Mehr Nähe zu Kindern und Familie.

Interessantere Hobbys. Leistungszuwachs im Job. Überraschenderweise scheint Nüchternsein eine ganze Menge Vorteile zu haben.

Wenn man selbst kein Alkoholproblem hat, dann denkt man jetzt: „Ööööh, na ja, wo is'n jetzt da die Überraschung? Ist doch logisch?"

Ja, wenn man ein Problem selbst nicht hat, dann ist es immer logisch, dass es einem ohne das Problem besser gehen muss. Nur leider, leider, wenn man das Problem selbst hat, dann hat man immer klasse Ausreden. Also, ich war in den Phasen, wo ich viel zu viel gegessen und zugenommen habe, eine Meisterin, das auszublenden. Ob die Hose nicht mehr zugeht, weil man zwei oder zehn Kilo zu viel wiegt - egal. Kauft man eine neue. Ich habe mir eingeredet, dass ich mit Ü40 eben weniger Kalorien brauche und dass es mir den Aufwand nicht wert ist, mich an kleinere Mengen zu gewöhnen. Blabla.

Im Mir-selbst-Geschichten-Erzählen, warum ich kein Problem habe, war ich eine Superheldin. Tatsache war: Natürlich war ich angefressen, wenn ich im Klamottenladen nicht das kaufen konnte, was ich wollte, oder das, was mir gefiel, einfach nicht gut an mir aussah. Natürlich ging's mir gesundheitlich nicht gut - jede Menge Zipperlein, die nach dem Abnehmen „plötzlich" verschwanden - und ich hatte nur zehn Kilo Übergewicht. Natürlich habe ich in den Spiegel geguckt und gedacht: „So will ich nicht aussehen." Ich habe mich in meinem Körper nicht mehr zuhause gefühlt.

Aber: Ich hatte es die zwanzig Jahre zuvor immer allein geschafft, die Kurve zu kriegen, wenn das Gewicht mal zu viel wurde. Plötzlich hatte sich aber mein Leben verändert, die Anforderungen waren viel höher, das Arbeitspensum war mehr.

Bis ich erkannt habe, dass ich das nicht allein schaffen muss, dass es Hilfe gibt und dass es kein Eingeständnis von Schwäche oder Blödheit ist, diese Hilfe anzunehmen, vergingen einige Monate. Diese Erkenntnis hat mein Leben echt zum Besseren verändert. Die Gemeinschaft hier, die Technik der App, das Zählen, der Austausch mit anderen „Betroffenen" tut mir gut und hilft.

Ich jammere hier, wenn es schlecht läuft, und feiere hier, wenn es gut läuft. Ich tröste meine Freundinnen, wenn es bei denen schlecht läuft, und freue mich mit ihnen, wenn sie Erfolge haben. Ich habe sogar als absoluter Bewegungs- und Sportmuffel hier jemanden gefunden, der mit mir spazieren geht (bisschen zu schnell, aber Estelle hat halt einen Turbo eingebaut). Für mich - und ich glaube für viele hier - war diese Veränderung befreiend.

Als ich gestern schrieb, dass ich manchmal fremde Übergewichtige auf der Straße Eure Vorher-Nachher-Fotos zeigen möchte (was ich im Übrigen nie tue), da war das nicht verachtend oder bewertend gemeint. Es war der Impuls:

Ich wünschte, mir hätte vorher jemand gesagt, dass es eine Lösung gibt, die nichts mit Selbstdisziplin oder Zusammenreißen zu tun hat, sondern mit Umsortieren. Und dass das sogar noch Spaß machen kann.

Nein, ich werde auch in Zukunft niemanden ansprechen und „bekehren“. Was ich tun werde, ist: Knöchelgewichte kaufen. Nicht für mich. Für Estelle-Olympionike, dann habe ich mehr Chancen mit ihr Schritt zu halten.

Habt einen schönen Abend, Ihr Lieben.

Nudeln

Vor kurzem hatte ich die James-Bond-mäßige Erkenntnis, meine Nudeln portionsweise abzuwiegen und in Portionen zu 70 g in Schulbrottütchen umzufüllen. Während ich noch überlege, in welchem Online-Forum ich diesen nobelpreisverdächtigen Lifehack publik machen soll, kommt mein Kind dazwischen. Was macht mein Kind damit, als sie sich gestern Nudeln kocht? Anderthalb Tütchen in den Topf kippen. Sie hätte auch welche von den drei Kilo nicht abgewogenen Nudeln nehmen können, aber - hey.

Vor ein paar Tagen gab es hier im Forum die kleine Diskussion, ob meine 70 g Nudeln jetzt viel oder wenig sind. Als Enthüllungsjournalistin habe ich kritisch nachgefragt. Mit dem Ergebnis, dass die „Ich esse nur 50 g-Nudeln"-Heros völlig logisch argumentieren, warum sie nur so wenig Nudeln essen: Damit sie mehr Kalorien für Süßkram übrighaben! Das fand ich ziemlich lustig. Anfangs dachte ich: Boh, ej, was sind die diszipliniert. Aber: einfach unterschiedliche Prioritäten!!

Liebe Mitstreiterinnen, das ist es, was die Sache hier a) so effektiv und b) so lustig macht. Was das Abnehmen einen wirklich lehrt, sind die richtigen Fragen:

- Ist mir das Zeug hier gerade vor mir echt die Kalorien wert?
- Welche Lebensmittel sind mir wirklich wichtig?
- Welche reduziere ich lieber?
- Welche lasse ich ganz weg, damit ich meine Kalorien für die guten Sachen übrig habe?

Heute Abend treffe ich mich mit zwei Freundinnen hier aus der Community in einem Lokal, wo es nicht mal Skyr gibt. Macht nichts. Ich habe schon angekündigt, dass ich mich vorher zuhause damit einreibe.

Habt einen sonnigen Tag!

Friends

Morgens, Ihr Liebsten meiner liebsten Herzbesten!
Wenn Du gerade den Finger in die Butter getaucht hast, bevor Du hier durch die Community scrollst, und mal wieder überlegst, ob diese krassen Abnehmstories nicht Photoshop sind, dann lies das hier. Wenn Du überlegst, ob Du schmeißt, weil es einfach zu viele Kilos sind und zu lange dauert, dann lies das hier.

Heute, an diesem sonnigen, heiteren Frühsommermorgen, wo der Tag sich grad noch um die Ecke versteckt und sich räkelt und zufrieden grunzt, bevor er um die Ecke biegt, möchte ich Euch einen Rat für's Leben geben. Aufgemerkt!

Also, für die Community hier.

Also, für's Abnehmen.

Also für's Durchhalten.

Also, was ich sagen will:

Ihr braucht Freundinnen. Weggefährtinnen, die mit Euch kämpfen, mit Euch jammern und mit Euch feiern. Schmeißt Euch rein und lernt Leute kennen. Ja, man muss öfter mal was posten und ja, man muss öfter mal was kommentieren, und ja, man muss was von sich erzählen, damit die richtigen Leute einen finden können und die anderen denken können: „Boh, ej neee! Was ist das denn für eine?!"

Die richtigen Leute sind die, die Euch verstehen, die Ihr versteht oder die Euch einen Blick auf die Welt geben, den Ihr vorher noch nicht so hattet. Ich habe das dringend nötige Abnehmen damals ewig vor mir hergeschoben, weil ich immer dachte: Ich muss das allein schaffen. Was für ein Blödsinn. Alles viel leichter, wenn man mal mit jemand reden kann, über eben den Abschied von Butter (apropos Butter: nimm da jetzt den Finger raus und stell das Zeug weg. Frischkäse tut's genauso. Diätmargarine ist nicht das Vortor zur Hölle).

Warum das sentimentale Geblubber am frühen Morgen? Gestern Abend hatte ich zwei Community-Freundinnen bei mir zum Abendessen. Eine lebt wie ich in Berlin und ist schon meine Sportgefährtin geworden (ja, ich nenne das Sport: Durch den Park latschen und an Blumen schnuppern **ist** Sport. Manche Blumen sind ganz schön niedrig, da muss ich mich bücken. Also ist das Sport). Die andere haben wir gestern Abend zum ersten Mal persönlich kennengelernt.

Das lustige: Im Prinzip kannten wir uns schon gut, jetzt gibt's nur ein Gesicht und eine Stimme zu den schlauen Gedanken. Es war wie ein Treffen mit alten Freunden. Ich weiß wirklich nicht, wann ich zuletzt so gelacht habe. Habt einen feinen Tag, Ihr Lieben!

PS Wenn Ihr Eure Freundinnen richtig erheitern wollt, serviert ihnen irgendwas zum Essen und sagt: „Keine Ahnung, wie viel Kalorien das hat. Ich mail Euch nachher die Zutatenliste; dann könnt Ihr's ausrechnen."

PPS Oh Mist, ganz vergessen, ich muss denen noch die Zutatenliste schicken!

Kommentare

N'Abend, Ihr Schnullerbacken!

Frau Mond, es ist ausgesprochen respektlos, Ihre Mitstreiterinnen als „Schnullerbacken" zu bezeichnen! Echt? Ich dachte ja, „Moppel-Forum-Miezen" sei respektlos!

Wie auch immer, der Berliner Mai hat es an sich, dass er sich als Hochsommer verkleidet und einem tropische Wärme um die Ohren haut. Gestern noch war's, da musste man sich an jedes Ohr ein frisches Grillhähnchen schnallen, um keine Erfrierungen dritten Grades zu bekommen, und heute schreit alles „Eis! Ich muss an jedem Oberschenkel ein Eis haben!"

Die aufmerksame Leserin weiß ja, dass ich an diesem Wochenende mit Freundinnen aus der Community real-life-Abenteuer erlebt habe. War wirklich sehr lustig. Natürlich haben wir auch mal über's Abnehmen geredet, aber genauso über 1000 andere Themen oder nur reinen Blödsinn gemacht.

Zuhause vorm Spiegel stehen und der ganzen Familie vorjammern, dass ich mich zu fett fühle? Habe ich nie gemacht. Mir selbst vorgejammert: Ja sicher, sonst wäre ich ja nicht hier. Ich weiß nicht, wie's Euch geht, aber ich rede mit meinem Umfeld kaum über mein Essverhalten, mein Gewicht oder meinen Körper. Das ist meine Privatsache, (die ich lediglich hier mit mehreren 1000 Frauen teile, aber: hey!)

Aber: Hier ist auch eine Veranstaltung, bei der ich sicher sein kann, dass ich mindestens zwei oder drei finde, mit denen ich mich fachkundig austauschen kann. Es ist auch wirklich total nett, mit Freundinnen Lebensmittel wie Skyr oder Schokomops zu besprechen. In dieser Phase meines Lebens stelle ich meine Ernährung um, das fällt mir manchmal ziemlich schwer. Daher bin ich heilfroh, dass ich das nicht allein machen muss.

Hier ist genau das unser gemeinsames Thema und nicht der Job oder meine Leistungen als Hobby-Gärtnerin oder meine Fähigkeiten rückwärts einzuparken.

So nach und nach festigt sich mein Entschluss etwas

durchzuziehen, was ich ohnehin schon mache: Ich werde nicht mehr vor „fremden“ Menschen meinen Körper und mein Aussehen thematisieren. Kollegen, Familie, Freunde, Nachbarn oder Seminarteilnehmer. Von mir aus mache ich das ohnehin nicht. Aber ich werde künftig auch noch massiver unterbinden, dass die anderen mein Aussehen, meine Klamotten, mein Gewicht oder meine Haare kommentieren.

Warum? Ganz einfach:

- Man kann mich fachlich kompetent oder inkompetent finden, das ist ok
- Man kann mich sympathisch oder unsympathisch finden, auch ok
- Man kann meinen Humor lieben oder absolut bekloppt finden: alles im grünen Bereich

Aber mein Aussehen? Ich habe mir doch meine Gene nicht ausgesucht. Wenn das Schicksal gewollt hätte, dass ich eine vollbusige, schwarze Frau über 1,80 mit einer Wahnsinnsgesangstimme hätte werden sollen, dann hätte es mich vermutlich dazu gemacht. Hat es aber nicht! Das Schicksal hat mich bis jetzt prima am Leben erhalten, das bedeutet allerdings: Der zeitlich ständig größer werdende Abstand zu meiner Geburt verändert die Hautstruktur in meinem Gesicht. Auf Deutsch: Falten. Isso. Die einzige Alternative zum Altwerden ist Jungsterben und glaubt mir: Das ist Mist.

Es gibt so, so vieles an meinem Aussehen, das ich nicht beeinflussen kann. Soll ich mich deswegen eingraben? Auf eine Eisscholle setzen? Auf keinen Fall. Und wer noch glaubt: „Gewicht kann man doch beeinflussen. Das liegt doch in deiner Hand, ob du fett bist oder nicht!“, der lese sich mal durch 300, 400 Posts und die Geschichten der wunderbaren Frauen hier - und dann reden wir weiter. Ja, man kann es beeinflussen, aber es erfordert eine Menge Geduld, Nerven und Frustrationstoleranz, die nicht immer da sind.

Dieser Körper gibt mir die Möglichkeit, Abenteuer zu erleben und durch den Tag zu kommen. Er hat in den letzten

Jahren irre Dinge geleistet, Kinder wachsen lassen und geboren, schwere Krankheiten überstanden und mich zuverlässig von A nach B getragen. Dafür bin ich ihm unendlich dankbar. In den letzten Jahren bin ich nicht immer pfleglich mit ihm umgegangen und habe ihn manchmal ganz schön arg strapaziert. Dazu gehört auch, dass er oft das falsche Essen bekam. Aktuell sind wir miteinander im Gespräch, und werden gerade gute Freunde. Wenn jemand meinem Freund einen blöden Spruch reinreicht oder ihn auf sein Aussehen reduziert, würde ich meinen Freund verteidigen und klar machen, dass der Spruch unangebracht ist.

Ich finde, mein Körper hat das genau so verdient. Habt einen sonnigen Abend, Ihr Lieben.

Komplimente, die Erste

Hallo, Ihr Liebsten aller Herzbesten,
gestern kam die Frage, wie es mir mit Komplimenten ginge, wo ich doch jetzt den Vorsatz habe, mein Äußeres nicht mehr kommentieren zu lassen. Das hat mich doch ziemlich ins Grübeln gebracht. Möglicherweise muss ich in mehreren Teilen antworten. Komplimente sind kulturell nicht unbedingt Bestandteil meiner Sozialisation.

Zum einen wohne ich in der Stadt, die für ihr loses Mundwerk berühmt ist; das bedeutet konkret: Meine „Landsleute“ verkaufen ihre Seele für eine gutplatzierte Frechheit, vor allem, wenn man sich gut versteht. Als ich mir mal im Discounter eine Gartenliege gekauft habe und mit dem riesigen Paket an der Kasse stand, sagte ein alter Herr hinter mir:

Er: Was soll denn das werden? Ham Sie sich ne neue Wohnstube gekauft?
Ich: Was passt Ihnen jetzt daran nicht?
Er: Ist ja nur für einen! Meine Frau und ich würden zusammen gar nicht drauf passen.

Darauf schießt seine Frau an ihm vorbei und knallt einen Übertopf für Pflanzen auf's Band und kreischt:

Sie: Und deswegen kaufen wir beide uns zusammen auch EINEN Blumentopf!
Ich: Da wollen Sie Ihren Mann reintun?
Sie: Wieso nicht? Ist doch ne prima Urne!
Ich: Wollen Sie nicht wenigstens warten, bis er tot ist?
Sie: Ach, wer weiß, wann das passiert.

Wir hatten einen Mordsspaß, aber ganz ehrlich: Hinter uns stand jemand, der offensichtlich nicht aus Berlin kam, der wich immer mehr zurück, während wir uns anpöbelten. Der dachte wahrscheinlich, wir prügeln uns gleich und merkte nicht, dass wir uns gegenseitig sehr sympathisch und lustig fanden. So viel zum Thema „Heimatklänge".

Zum anderen habe ich zahlreiche Familienmitglieder, die sich pädagogisch nicht verpflichtet fühlten, meinen Selbstwert aufzubauen (diplomatischer kann ich das echt nicht sagen).

Woran ich mich gut erinnern kann, sind die Kommentare über meine Haarfarbe von klein auf. Ob Familie oder Fremde auf der Straße, jeder musste kommentieren und viele ungefragt anfassen. Ganz ehrlich: Für mich war das damals kein Unterschied, ob Kompliment oder Beleidigung. Mir ging das Kommentieren auf die Nerven, vor allem wollte ich aber nicht über diese eine Äußerlichkeit definiert werden. Ich hatte diesen verrückten Wunsch, als Mensch gesehen zu werden, als ich. Zudem hatte ich diese verrückte Idee, mehr zu sein als meine genetische Farbgebung.

So weit für jetzt. Seid gewarnt: Mit dem Thema „Komplimente" bin ich noch nicht fertig!

Habt's fein.

Komplimente, die Zweite

'Löchen nochmal. Weiter geht's zum Thema „Kommentare über's Aussehen". Wie fang ich's an? Am besten unkompliziert. Also, von hinten durch die Brust ins Auge:

Es gibt eine Studie vom Boston College, bei der man viele Leute gefragt hat: „Was muss eine Frau tun / Wie muss eine Frau sein, um den Erwartungen an eine weibliche Norm zu genügen?" Oder wie unser alter Freund Herbert Grönemeyer sagen würde:

„Wann ist eine Frau eine Frau?"

Die Leute sollten die Begriffe nennen, die für sie zum Frausein dazu gehören. Dann wurde ausgezählt, welche Begriffe am meisten genannt wurden. Die Antwort? Eine Frau ist eine Frau, wenn sie folgende Eigenschaften erfüllt:

- Nett
- Dünn
- Bescheiden

Noch was?

- Sie muss alle ihre Energie für Ihr äußeres Erscheinungsbild einsetzen.

Das bedeutet: Wenn ich mal nicht nett sein möchte oder kann, wenn ich dick bin und vielleicht sogar noch stolz auf mich selbst, was bin ich dann? Ein Teller bunter Knete? Eine chinesische Vorspeisenplatte? Offensichtlich wohl keine Frau, wie's scheint. Was, wenn ich mich mit meinen beiden crazy X-Chromosomen nicht über mein Aussehen definiere, sondern über meine Wissbegierde, meinen Humor, meine Fähigkeit zu lieben, meine künstlerischen Talente?

Wenn mein „Ich" vor allem jemand ist, der einen super Job macht im Beruf, als Mutter, jemand, die lustige Hobbys hat und für soziale Gerechtigkeit einsteht? Was bin ich dann? Eine tibetische Klangschale? Ein Einhorn? Nach der Definition oben bin ich jedenfalls keine Frau.

Wenn Ihr jetzt noch nicht kurz davor sein, vor Wut Euren Skyrbecher an die Wand zu werfen, dann habt Ihr ein beneidenswert friedliches Gemüt. Chapeau.

Es sind nicht die Komplimente, die mich stören, ganz im Gegenteil. Ich habe absolut kein Problem damit, Komplimente anzunehmen. Vor ein paar Wochen sagte ein Seminarteilnehmer am Ende zu mir: „Es gibt doch diesen Spruch: Wenn du jemand lehren willst, gute Boote zu bauen, dann lehre ihn nicht nur das Boote bauen, lehre ihn die Sehnsucht nach dem Meer. Sie haben uns heute die Sehnsucht nach dem Meer gelehrt." Die anderen nickten eifrig.

Vor Rührung habe ich ein Tränchen verdrückt. Damit sowas als Ergebnis rauskommt, da steckt nämlich eine Wahnsinnsarbeit drin, und ich freu mich einen Ast, wenn die ganze Mühe sich gelohnt hat.

Heute sagte mein Arzt, er möge meine Stimme so gern. Wenn ich bedenke, was ich dem die letzten Jahre vorgejammert habe, dann ist das ein Riesenkompliment, dass er meine Stimme noch hören kann. Hat mich auch richtig gefreut.

Es sind im Grunde auch nicht die Komplimente über's Aussehen. Wenn sich jemand mit mir freut, z.B. dass ich abgenommen habe oder mir sagt, dass mein Jurrasic-Park-Shirt klasse an mir aussieht: alles schick.

Es gibt allerdings Komplimente, die sind eher versteckte Beleidigungen (wurden hier schon mehrfach in der Community gesammelt und vorgestellt), die braucht kein Mensch. Manche Komplimente werden benutzt, um eine Hierarchie herzustellen. Überlegt mal kurz: Würdet Ihr Eurem männlichen, zehn Jahre älteren Chef sagen:

„Also in dem blauen Hemd sehen Sie ja wirklich putzig aus! Das unterstreicht Ihre babyblauen Kulleraugen, voll süß. Sie sind ja wirklich ein Schnuckelchen."?

Oder:

„Finden Sie nicht, Sie sind ein bisschen alt für (Nennung eines beliebigen Kleidungsstücks)? Man muss als Mann auch mal akzeptieren, wenn man nicht mehr mit den jungen Haien schwimmt."

Vermutlich nicht. Frauen hören so was ständig. Auch im Job. Ungefragt. In diesem Fall ist das kein Kompliment, sondern eine kommunikative Strategie, die klar macht, wer wen kommentieren darf. Wer die Macht über wen hat. Wer das Objekt ist. Geht gar nicht. Wie die Studie so treffend belegt: Selbst im Job werden Frauen oft auf ihr Aussehen reduziert - und das ist es, was mich inzwischen absolut abnervt. In dem Kontext möchte ich einfach keine Kommentare mehr über mein Aussehen hören.

Wenn ich nächste Woche privat unterwegs bin, und z.B. mit Estelle spazieren gehe und mein Rock-Scissors-Paper-Lizzard-Spock-Shirt trage, erwarte ich enthusiastische Komplimente. Völlig ok. Komplimente sollen in meinen Augen einen unterstützenden Charakter haben. Sie sollen eine Leistung würdigen, trösten, aufbauen und jemanden seiner selbst sicherer machen. Nicht verunsichern, bedrängen, abwerten oder einschüchtern.

Hier in der Community feiere ich auch ganz viele von Euch für Eure tollen Veränderungen, für Eure bewundernswerten Leistungen. Ich freu mich mit Euch. Eine Community, in der Frauen sich gegenseitig unterstützen, trösten und feiern, sich motivieren, kontrovers diskutieren und miteinander solidarisch sind, finde ich absolut klasse.

Euch auf Euer Aussehen zu reduzieren, das mache ich mit keiner von Euch. Hier sind gestandene, tolle Frauen, mit absurd beeindruckenden Qualifikationen, die den Wirrungen ihres oft beschwerlichen Lebens meisterhaft die Stirn bieten. Frauen, die Krankheiten tapfer aushalten, Schicksalsschläge bewältigen, verantwortungsvolle Jobs haben, kreative Talente en masse haben und jeden Tag aufstehen und ihrem Leben begegnen. Wir sind so viel mehr als unser Aussehen - oder unser Gewicht. Und: Ja, das war ein Kompliment.

Habt's ganz fein!

Versuchsküche

Also, Ihr Besten aller besten Herzbesten,
wie ich heute durch streng wissenschaftliche Experimente herausgefunden habe, kann man nicht unbegrenzt Quark an Hefeteig kippen, in der Hoffnung kalorienfreundlichere Hefeklöße im Dampfgarer zu machen. Im Ergebnis bekommt man gummiartige Fladen, die man als Memory-Foam-Einlage in Schuhen benutzen kann - wenn man denn genug davon hat. Geschmacklich war es gar nicht so schlecht, aber die Textur, na ja, lassen wir das. Den restlichen Teig habe ich im Ofen gebacken, so war es wenigstens genießbar. Aus mir wird anscheinend keine Marie-Louise Haase mehr. Oh, ich tippe, die Jüngeren hier kennen Marie-Louise Haase nicht? Die war Leiterin der Dr. Oetker Versuchsküche und erheiterte meine Kindheit im Werbefernsehen. Meine Küchenexperimente enden häufig mit: „… und dann schütten wir das Ganze unter Rühren in den Ausguss."

Mein Kühlschrank ist aktuell erstaunlich leer. Nicht wegen der Experimente. Ich kaufe weniger ein. Es beunruhigt mich allerdings nicht. Gut, ich rühre dann aus Dingen, die nicht zusammenpassen, sonderbares Essen zusammen. Früher wäre immer alles übervoll gewesen, und zu meiner Schande muss ich gestehen, dass ich auch viel weggeworfen habe. Auch, wenn ich immer noch nicht vernünftig plane, so scheine ich mich doch so nach und nach von meinem inneren Hamster zu trennen. Dieses kleine, putzige Nagetier, das Nudeln in der Metro in Dreikilo-Säcken kaufen muss, und zwar in vier verschiedenen Sorten (Hallo, natürlich ist es ein Unterschied, ob man Penne Rigate oder Rigatoni isst. Nein, die sehen nicht gleich aus. Nein, die schmecken auch nicht gleich). Kann auch sein, er macht einen Sommerschlaf. In den letzten Wochen bin ich ohnehin beim Aussortieren und Entrümpeln fleißig und habe den Eindruck, das tut mir gut. Schauen wir mal, wie lange es anhält.

Habt einen feinen Sonntag.

Was nicht umbringt, …

N'Abend, Ihr liebsten Herzbesten,
letzte Woche - puh. Es gab Ärgerlichkeiten und nicht wenige. Als ob das Universum aufgewacht wäre und sich gefragt hätte: „Mensch, wann haben wir Claire eigentlich zuletzt vor den Koffer getreten? Keine Ahnung, aber heute wäre vielleicht ein guter Tag. Ach, und morgen auch."

An einem dieser Tage gab es hier in der Community ein paar Posts zum Thema „Wärst du der Mensch, der du heute bist, ohne die Katastrophen, die dir unterwegs das Leben versaut haben?" oder „Welche absurd wertvollen Eigenschaften konntest du nur entwickeln, weil du solche Schwierigkeiten überwinden musstest?"

Während ich das las, dachte ich: „Da ist sicher grundsätzlich was dran: Wenn man die hohen Mauern an Widrigkeiten schließlich überwunden hat, hat man eine Sportlichkeit und eine Stärke in der Seele entwickelt, die später von anderen als persönliche Reife bezeichnet wird. Oder Tiefgang. Oder Toughsein. Es formt den Charakter."

Ganz, ganz ehrlich? So viel Charakter wollte ich gar nicht haben! Ich könnte gut damit leben, eine oberflächliche, unreife, verweichlichte Zuckermaus geblieben zu sein, die sich beim ersten Kontakt mit kaltem Wasser auflöst.

Wie auch immer - am Wochenende hielt ich ein längeres Gespräch mit dem Universum, in dem ich sagte: „Mein lieber Scholli, nee. Jetzt muss mal was deutlich Nettes kommen. Irgendwas. Ist mir völlig egal, aber wenn jetzt nicht irgendwas wirklich Nettes passiert - egal wie klein es ist, dann mache ich nicht mehr mit. Dann setze ich mich mit einem Schokokuchen mit Pommesglasur an den Rand und schmolle. Und du kannst deinen ganzen Kram hier *fuchtel* allein machen!"

Heute früh bei der Autovermietung stellte sich heraus, dass der reservierte Wagen noch nicht wieder da ist, also gaben sie mir den deutlich größeren, PS-stärkeren zum gleichen Preis. Ok.

Guter Start. Am Zielort angekommen, wunderschöner Seminarort, mit allen möglichen Extras, Candy Bar und auch köstlichem, gesunden Essen. Die Kolleginnen super drauf, total produktiv und harmonisch gearbeitet. Klasse. Als Krönung des ganzen hatte die Toilette einen goldfarbenen Klodeckel. Ooookay.

Zwischendrin bekomme ich eine Mail vom Hotel: Weil sie ein wenig überbucht sind, bekäme ich diesmal die „Ferienwohnung", die sich bei Ankunft als Einfamilienhaus über drei Stockwerke herausstellt, mit Sauna, Regendusche, Landhausschick und Designlampen.

Darüber lasse ich doch mit mir reden!

Obwohl ich wirklich platt wie ein Pfannkuchen war - ich habe mich tierisch gefreut und bin hier rumgehopst. Gott allein weiß, was mir der Tag morgen bringt, ob ich auf einer Bananenschale ausrutsche, einen Skyr-Unfall habe oder der Beamer neben mir abfackelt. Was immer passiert, dem stelle ich mich morgen. Heute war ein wirklich guter Tag. Ich bin froh und dankbar.

Habt's fein und macht's schön!

… härtet ab

N'Abend, Ihr Besten aller Herzliebsten,
um es gleich vorwegzunehmen: die letzten zwei Tage liefen gut; auch wenn die Glückssträhne sich nicht weiter überschlagen hat, alles lief nach Plan. Gestern Nachmittag war ich in einem wunderschönen Café mit putzigem Gärtchen mit klassischer Musik-Beschallung zum Feierabend einen Tee trinken.

Zum Tee habe ich etwas bestellt, was völlig untypisch für mich ist: ein Stück Torte. Torte wurde 2015 bei meiner ersten großen Kalorien-Schlacht wie so viele andere Dinge extrem reduziert auf einmal im Quartal.

Falls Ihr Euch fragt: Mir fällt so was leicht, denn ich bin einfach wahnsinnig willensstark und diszipliniert. Wenn ich in den Spiegel gucke, sehe ich stahlharten Willen und Durchsetzungskraft. In meiner Freizeit kann ich auch über Wasser laufen, also zumindest wenn eine Brücke da ist, und wenn man in eine Größe 34 passen will, dann muss man eben - ok, ich krieg den Satz nicht fertig, sorry!

Das ist natürlich alles grober Blödsinn. Also: außer das mit den Brücken, das stimmt! Aber meine Disziplin lässt arg zu wünschen übrig. Im Ernst: Nachdem diese herzlose App mir gezeigt hat, wie viel Kalorien Torte hat, und wie wenig Kalorien ich dann nur noch für Nudeln und Käse übrighabe, fiel die Entscheidung relativ leicht. In den letzten Jahren kann ich ohne Probleme dankend ablehnen, wenn mir jemand Torte anbietet, weil ich mir nicht so irre viel draus mache. Nudeln und Käse ablehnen wäre deutlich, deutlich schwieriger.

Gestern wollte ich es krachen lassen, also, kurzer Kalorien-Tages-Check: Mittags gab es den üppigen Salatteller, dann ist nachmittags die Torte drin, wenn ich den Abend wieder bescheiden angehe. Dann ist es etwas Besonderes. Also habe ich mir ein Stück Champagnertorte bestellt, es im wunderschönen Ambiente genossen und abends Tomaten und Kirschen gegessen. (Sonderbare Kombi, aber - hey). Völlig ok.

Aber trotz allem gab es diesen kleinen Moment, da es in mir schrie: „WAAAAS?? Kein herzhaftes, warmes Abendessen?? Wieso nicht?? Um Gottes Willen, WIE soll das gehen??“ Ja, ich weiß, ich bin so ein verwöhntes, verpimpeltes Ding. Sorry.

Heute Nachmittag bin ich gleich nochmal hin und habe nur einen Tee getrunken. Warum? Weil ich nicht möchte, dass dieser tolle Garten für Clairchen jedes Mal heißt: „TORTE!“ Stattdessen habe ich meine Freunde mit Fotos beballert, einem Cellokonzert aus der Konserve gelauscht und mich des Lebens gefreut, bevor ich mich auf die Autobahn geworfen habe. Das war auch schön. Also der Tee und die Musik, nicht die Autobahn.

Für jeden anderen ist das absolut albern und Pillepalle. Für mich - und ich vermute auch für viele von Euch - sind das die kleinen Siege. Der Sieg über Gedankenlosigkeit, Automatismen und Selbstverarsche. Die Hingabe zu Bewusst-Genießen, kleine Begrenzungen akzeptieren und mit sich im Reinen sein. Boh, wenn ich so weiter mache, fang ich vielleicht irgendwann tatsächlich noch mit Sport an.

Habt’s fein, Ihr Lieben!

Inge Meisel geht tanzen

N'Abend Ihr Liebsten aller Herzbesten,
nachdem ich heute Nachmittag einen mittleren Nervenzusammenbruch hatte, kann ich jetzt wieder aufrecht sitzen. Man hat mich heute früh spontan zu einer Party eingeladen. Mich. Zu einer Party. Die letzte Party habe ich 1928 besucht, als ich noch jung und flott ehrenamtlich als Charleston-Tänzerin unterwegs war. Es folgten so viele Lebensereignisse, vor allem aber Arbeit am Wochenende, dass es mir einfach zu viel wurde, auszugehen.

Irgendwo unterwegs wurde ich zu Inge Meisel. Später kam auch noch die Phase, in der ich zehn Kilo zugenommen habe und mich unglaublich unwohl mit mir selbst gefühlt habe. Also bin ich gar nicht mehr ausgegangen. Wie es scheint, habe ich in dieser Phase meine innere Beyoncé verloren.

Vorhin wurde mir klar, dass es ja eigentlich bei so einer Einladung gar nicht um mich geht, sondern um den Gastgeber, der mich bei seinem besonderen Tag dabeihaben möchte. Ein ganz lieber Mensch, dem ich wirklich Respekt zu seinem Ehrentage erweisen möchte. Der sich Mühe macht, eine Location zu finden, Essen und Getränke herbeischafft, einen DJ engagiert und hofft, dass seine Freunde mit ihm ein rauschendes Fest feiern und Spaß mit ihm haben. Easy-peasy, oder? Man hört förmlich Game-of-Bones-Heidi kreischen: „Hab einfach Spaß!"

Einfach Spaß? Ich? Wie soll das gehen? Als bei mir diese Einladung ankam, war mein erster Gedanke: Um Gottes willen, ich habe nichts zum Anziehen, ich bin alt und seh schrecklich aus, am besten verstecke ich mich unter der Bettdecke, bis die Party vorbei ist. Vor allem hätte ich diese dämliche Champagner-Torte vorgestern nicht essen sollen, bin ich denn bekloppt?

Diese letzten zwei Kilo, vor deren Abnahme ich mich seit Weihnachten drücke!! Jeder wird die sehen! Wieso habe ich nicht an Ostern mit Shredden angefangen??

Vor meinem geistigen Auge spielten sich Szenen ab, wie ich im Aschenputtel-Vorher-Look da ankomme und alle anderen Gäste böse Stiefschwestern sind, die Prada oder Gucci tragen und mich auslachen. Ein völlig normaler Freitagabend also. Boh. Natürlich weiß ich, dass das alles Quatsch ist. Aber es wissen und sich dementsprechend fühlen … das sind eben zwei Paar gläserne Schuhe. In meinem Elend habe ich meine reizenden Freundinnen mit Fotos von mir in Kleidern bombardiert, und sie waren so lieb wohlwollend und ehrlich zu beraten und zu kommentieren. Vor allem aber haben sie mein hysterisches Kreischen ausgehalten. Dafür bin unendlich dankbar.

Letztes Jahr kam ich von einem Sommer-Grillabend bei Kollegen, fuhr mit dem Auto nach Hause, und im Radio spielte eine heitere Tanzkapelle auf, wahrscheinlich Dru Hill oder Shola Ama oder Oliver Cheatham. In diesem Moment erinnerte ich mich plötzlich nahezu schmerzlich daran, wie es sich früher angefühlt hat, auszugehen. Es hat mich derart traurig gemacht und geärgert, dass ich mich selbst unterwegs so auf Arbeitstier und Familienmensch reduziert habe, dass ich mich ein paar Tage später wieder bei der App angemeldet habe, weil ich wenigstens beim Blick in den Spiegel wieder das Gefühl haben wollte: „Hey, ich kenne dich!"

Mein erster Impuls heute nach der Einladung war natürlich: Absagen! Wozu hat man denn Kinder, die man als Ausrede benutzen kann? Jetzt bin ich eher an dem Punkt: Ver****te Hacke, das ist jetzt die Gelegenheit, dich zu freuen, dass du wieder in deine eigenen Klamotten passt, deine innere Beyoncé zu channeln und einfach mal offen und neugierig zu gucken, was der Abend bringt: Vielleicht nur eine Coke Stevia, vielleicht ein Gläschen Champagner, vielleicht ein Tänzchen, vielleicht ja auch Rumsitzen auf einem bequemen Stuhl. Im schlimmsten Fall bedanke ich mich irgendwann freundlich und verabschiede mich. Im besten Fall - und das ist eine Möglichkeit - amüsiere ich mich vielleicht sogar? Schaun wir mal … Habt's fein!

250

Morgens Ihr Liebsten aller Herzbesten!
Nachdem ich mich gestern kurzzeitig dem Alltagswahnsinn komplett hingegeben habe und eingefangen werden musste, hat mir die Nacht eine Erkenntnis gebracht. Ich hatte einen Albtraum.

Was ich nämlich irgendwie gestern blitzschnell in meinem Unterbewusstsein vergraben und hinter Party-Outfit-Kreischereien versteckt habe, war eine Info, die mich morgens erreichte, als ich mit einem Kollegen telefonierte. Eine entfernte Bekannte von uns ist vor Längerem an Herzversagen gestorben, ein wenig jünger als ich. Ihr letztes bekanntes Gewicht war 250 kg.

250 kg.

Bei 250 Kilo rede ich nicht mehr über Bodyshaming oder Bodypositivity. Bei 250 Kilo geht es nicht mehr um Ästhetik oder „Ich finde das schön so, komm damit klar, dass mein Geschmack anders ist als deiner!“ Keine von uns würde sich die Pobacken am Darmausgang zusammenpiercen lassen, nur um Ihre Individualität ästhetisch auszudrücken, weil dann einige Körperfunktionen wirklich problematisch werden. Wie übrigens auch bei 250 Kilo.

Sie soll das Haus in den letzten Jahren nicht mehr verlassen haben. Essen kam vermutlich mit dem Lieferservice, keine Ahnung. Die Info ihres Todes kam bei mir an und wurde sofort wegsortiert. Wie’s scheint, wenn man auf meine nächtlichen Erfahrungen blickt, hat sie aber nachhaltig gewirkt. 250 Kilo? Sorry, das ist nicht „Oh, die Eiscreme ist lecker, ich nehme zwei Becher!“

Das ist Suizid. Nicht bewusst, aber billigend in Kauf genommen. Die Frage, die mich wirklich beschäftigt, ist:

Wann ist es noch „Das ist aber lecker, deswegen finde ich kein Stop!“? Wann beginnt: „Doch, doch, doch! Diesen Körper krieg ich kaputt!“

Klaro, unser Selbstzerstörungsmotiv ist ja nichts, das an der

Tür klingelt und uns ins Gesicht lacht. Es versteckt sich meistens gut. So wie der Alkoholiker, der ja auch Lobpreisungen zu einer bestimmten Bier- oder Ginsorte anstimmen wird und sein Weinseminar als Bildungsurlaub bezeichnet. Ehe jetzt wieder alle aufkreischen: Natürlich ist nicht jeder Besucher eines Weinseminars suizidgefährdet. Aber auch die suizidgefährdeten Alkoholiker auf dem Weg zum Weinseminar sagen nicht: „Ja, mein Selbsthass ist so überbordend, dass ich meine Zerstörung billigend in Kauf nehme. Mirdochegal!"

Egal wie toll das Essen auf Instagram aussieht, egal wie lecker es ist: Wann kommt der Moment, in dem ich merken müsste: Nee, dein Körper verträgt die Menge oder die Zusammensetzung nicht, es schadet ihm. Hör ihm zu, nimm ihn ernst, gib ihm das, was er braucht. Und auch nur in der Menge, die ihm guttut. Auch wenn ich mit meinen zehn Kilo drüber noch keine Chancen auf Tod durch Übergewicht hatte, macht mich das extrem nachdenklich.

Mein Körper hat mir nämlich deutlich gezeigt, was ihm nicht gepasst hat: „Milch? Käse? Bist du bekloppt. Will ich nicht! Mach das weg! Davon krieg ich massenhaft Pickel."

Was machte Claire? Fettuccine Alfredo. Logo.

Mein Körper hat mir unmissverständlich gezeigt: „Fünfmal die Woche Nudeln mit Käse und jeden Morgen Buttertoast sind zu viel, dafür dass du einer sitzenden Tätigkeit nachgehst. Kauf die Hose mal gleich zwei Nummern größer."

Was machte Claire? Fettuccine Alfredo mit Toast-Croutons. Logo!

Ok, das liegt auch daran, dass Fettuccine Alfredo auch meine Antwort sind, wenn die AfD in Sachsen-Anhalt auf 20 % kommt oder die deutsche Fußballnationalmannschaft bei einem Turnier rausfliegt, aber - hey.

Wie kann man die Hilfeschreie seines eigenen Körpers so ignorieren? Vor allem, wenn man grundsätzlich ein mitfühlender Mensch ist? Ist das zu wenig Respekt vor unserer Gesundheit? Selbsthass? Zerstörungswahn? Gleichgültigkeit?

Wenn man lange genug hier in der Community rumlungert, sieht man immer wieder die Anteilnahme mit kranken Tieren. Deine Katze muss den Penis amputiert bekommen? Hier findest Du 500 Leute, die Dich trösten. (Das mit der Amputation klingt wie einer meiner zynischen Gags, ist aber keiner. Ich habe auch erst hier gelernt, dass es so was gibt.) Dein Hund wird eingeschläfert? Hier werden 500 Leute mit Dir trauern. Und doch ... finden gerade hier so viele von uns zusammen, die wir mit unserem Körper ein Schindluder treiben, das wir im Umgang mit unseren Tieren oder Kindern nie akzeptieren würden.

Ja, ich bin grad auf dem Trip, meinen Körper als Freund zu sehen und nicht als ein Gerät, das irgendwie funktionieren muss, aber kein Mitspracherecht hat. Nicht, weil ich so ein schlauer Mensch bin, sondern weil mein Körper die Eigenheit hat, mir mit Karacho vor den Koffer zu treten, wenn ich seine Bedürfnisse ignoriere. Aktuell würde ich es sogar als einen Zustand der wohlwollenden Geiselnahme bezeichnen: „Wenn du den Tag für uns nicht vernünftig gestaltest, verschlimmere ich innerhalb von 20 Minuten mein aktuelles Lieblingssymptom!“

Darum kriegt mein Körper gleich eine Portion Haferflocken mit frischem Obst und Mandelmilch. Nun. Das Thema wird mich weiter beschäftigten.

Habt’s fein!

Beyoncé-Channeln

Morgens, Ihr Liebsten aller Herzbesten,
I did it. Ich war bei einer Party und ich habe es überlebt. Noch krasser, ich habe mich amüsiert. Die Gastgeber haben sich riesig gefreut, dass ich da war und mit ihnen gefeiert habe.

Wie so oft habe ich eine ganz tolle Frau kennengelernt, die beruflich ähnliche Dinge macht wie ich und eine ganz ähnliche Biografie hat. Schon länger habe ich den Verdacht, eine Art „tolle Frauen"-Radar eingebaut zu haben.

Meine Kleidungsentscheidung war genau richtig, nicht zu sportlich, nicht zu lässig, nicht zu elegant. Meine Freundin Cora hat mir zu bequemen Schuhen geraten, wollte ich eigentlich nicht, aber es war so warm, dass nur Sandalen gingen! Beim Tanzen habe ich allerdings gemerkt, dass ich seit Jahren keinen Sport mehr mache und ganz schön eingerostet bin, aber es hat mich nicht abgehalten.

Drum konnte ich auch das Heidi Klumsche Lebensmotto „Hab einfach Spaß!" channeln. Auch wenn ich vielleicht aussah wie ein bekifftes Eichhörnchen, das desorientiert nach seinen runtergefallenen Nüssen sucht, egal: Ich hatte Spaß! Irgendwie hatte ich im Vorfeld Angst, dass ich das Sesamstraßen-Opfer des Abends bin. Ihr wisst schon: Eins von den Kindern macht etwas anderes, eins von den Kindern macht etwas allein. Der etikettierte Außenseiter eben.

War ich nicht; ich war absolutes Mittelfeld, im Alter, im Aussehen, im Klamottenstil: Von meiner Sorte liefen da noch 30 andere Frauen rum.

Später kam doch der Ehemann einer Bekannten (die keinen Bock hatte, mitzukommen und sich freiwillig „geopfert" hatte, bei den Kindern zu bleiben) auf mich zu, der sich noch unwohler fühlte als ich, noch aufgeregter wegen der fremden Leute war.

Was mir grundsätzlich bei vielen Leuten, nicht nur bei dem Bekannten, auffiel: Diese ängstliche Unsicherheit führt dazu, dass man nur mit den drei Hanseln spricht, die man ohnehin schon kennt. Erst später als der Gesamt-Alkohol-Pegel angestiegen war, strahlten mich fremde Menschen an und nahmen Kontakt mit mir auf. Diese Angst, ich könnte da alleine rumstehen, hat sich sogar ins Gegenteil verwandelt; nachdem ich mit mehreren Leuten länger geplauscht hatte, habe ich es ehrlich und aufrichtig genossen, mich zurückzuziehen und allein rumzustehen, mein Mineralwasser zu trinken und den Tanzenden oder dem DJ zuzugucken und den ganzen, übrigens wunderschönen Raum auf mich wirken zu lassen.

Die Gastgeber haben sich eine unglaubliche Mühe gegeben, ein perfektes Ambiente zu gestalten. Somit wurde diese Party fast zu einer kleinen Achtsamkeitsübung mit House-Musik. Also alles ganz legendär überstanden. Große Freude.

Heute Morgen öffne ich meine Mails und finde überraschend eine Einladung zum Gesamt-Abi-Jahrestreffen des Jahrgangs - heute Nachmittag. Mal gucken, ob ich meine wiedergefundene Kontaktfreudigkeit noch mal auslebe. Vor allem, wo ich heute früh aussehe wie ein Panda-Zombie.

Habt's fein!

Mein Haus, mein Boot, mein Skyr

Einen zauberhaften Sonntag, Ihr liebsten Herzbesten,
gestern früh hing ich hier halbtot nach vier Stunden Schlaf auf meinem Balkon und erhielt von einer Freundin die Nachricht, dass am Nachmittag ein Treffen der Jahrgangsstufe zum *hust* x-ten Abijubiläum stattfindet. Freitags Party, Samstagnachmittag Wiedersehen mit der Vergangenheit.

Einer der glücklichsten Tage meines Lebens war mein letzter Schultag. Mein Bedürfnis, mich mit Menschen zu konfrontieren, die jeden Tag Bestandteil dieser Zeit waren, hält sich also grundsätzlich in Grenzen. Es gibt allerdings zwei, drei, die ich sehr mochte, und zu denen nach Umzügen, Heirat, Scheidungen und Namensänderungen der Kontakt verloren ging, die ich hoffte, dort zu treffen. Also habe ich mich trotz Panda-Zombie-Gesicht und Schlafmangel-Kopfschmerzen auf den Weg gemacht. Tatsächlich hatte ich drei wunderschöne und hochemotionale Begegnungen, die mich bis jetzt zu Tränen rühren.

Zu Tränen rühren, weil mir gestern das ein oder andere klar wurde, wenn Menschen im Biergarten in 20 Minuten eine Kurzversion ihrer jahrzehntelangen Lebensgeschichte erzählen. Im Prinzip geht es nicht um die Erfolge oder Doktortitel, nicht um das Geld, nicht um das „Mein Haus mein Boot mein Auto“-Zeug. Es geht darum, ob jemand in der Lage ist, mit dem Wind zu segeln.

Ich habe nichts gegen Menschen, die Pläne machen, „Nach meinem Studium mache ich mich selbstständig und mit 30 will ich heiraten, ein Haus bauen und zwei Kinder haben.“ Mach doch! Wer hat mal gesagt: „Wenn du Gott lachen hören möchtest: Mach Pläne!“? Im Prinzip geht es darum: Wie reagieren wir, wenn das Leben uns auf humorvolle und ebenso herzlose Weise zeigt, dass unsere Kontrolle begrenzt ist?

Du findest den Menschen, mit dem Du glücklich bist, aber der will im Gegensatz zu Dir keine Kinder. Oder hat einen Job, der ins Privatleben eingreift. Unser alter Freund Krankheit spuckt Dir ins Getriebe. Geliebte Menschen sterben. Der Mensch, den Du geheiratet hast, erweist sich als perfekter Partner - für einen anderen Menschen; für Dich ist er/sie leider der falsche. Die Liste ist endlos, das sehen wir hier in der Community jeden Tag.

Reagieren wir, indem wir uns in die Ecke setzen und verbittert schmollen? Gegen Windmühlen kämpfen? Uns so lange mit Essen/Alkohol/ Tabletten etc. vollstopfen, bis wir krank werden? Machen wir uns vor, dass alles klasse ist, und lügen uns einfach fröhlich an? Oder lernt jemand, mit dem Wind zu segeln, den das Leben ihm entgegen pustet?

Diejenigen, die immer wieder aufstehen, die harte Entscheidungen treffen mussten, die nüchtern und ehrlich immer wieder Kassensturz mit ihrem Leben gemacht haben, die sich irgendwann entschieden haben, den Kopf aus dem Sand zu ziehen und zu kämpfen, das sind unglaublich tolle und beeindruckende Menschen.

Weil sie wissen, was Angst ist, wissen sie auch, was Mut ist. Weil sie aus eigener Erfahrung wissen, was einem alles Bekloptes passieren kann, haben sie Mitgefühl mit anderen und verkneifen sich blöde Sprüche. Die anderen halten sich fest an Häusern, Autos und Uhren. An Titeln, Geld und Weingläsern. Geht auch. Einigen von ihnen sieht man die Bitterkeit und die 4000 Flaschen teuren Rotwein der letzten Jahrzehnte inzwischen an.

Diejenigen, die aufhören zu warten, dass jemand kommt und sie rettet, sondern die sich sagen: „Verdammte Hacke, ich nehme das jetzt selbst in die Hand und mach was. Irgendwas.“, die gibt’s hier in der Community auch in rauen Mengen. Ich glaube, deswegen jubeln wir auch so und ticken hier jedes Mal bei den Vorher-Nachher-Bildern aus, weil die jemanden zeigen, der sich selbst an den Haaren aus dem Sumpf gezogen hat, und weil wir hier alle wissen, was das für eine unfassbare Leistung ist. Vermutlich einer der Gründe, warum ich hier so gern mit Euch rumhänge.

Weil, also, nichts für ungut … die Skyr-Rezepte sind es nicht. Wenn Du gerade erst vor Kurzem hier angefangen hast, lass Dir nichts erzählen: Das Zeug schmeckt wie Bauschaum! Finger weg!

Habt's fein!

Keine Jo-Jos

N'Abend, Ihr Besten aller Herzliebsten,
ich sitze gemütlich in der Küche, trinke aus meiner neuen sinnlos überteuerten Tasse einen Abendtee und genieße meinen Feierabend. Die Woche war hammerhart, so wie die nächsten drei Wochen hammerhart werden, und mein einziges Ziel ist: Halten.

„Hammerhart" bedeutet in meiner verpimpelten Welt: Hotelbetten, mit Matratzen, aus denen man auch eine prima Küchenoberfläche bauen könnte. Stundenlange Autobahnfahrten (falls jemand fragt: Ja, auf der A9 wird noch gebaut. Auf der A9 wird immer gebaut. Das wird die Landebahn für den BER), Kantinenessen, bei dem die Wahl besteht zwischen einem Convenience-Fleischgericht aus Tierquälerhaltung und einem vegetarischen Pappbrei (z.B. Milchreis mit Zimtzucker und einer Suppenkelle flüssiger Butter. Kein Witz.). Yay.

Aber - hey. Kein Mitleid, ich mag das Unterwegssein, trotz allem. Inzwischen weiß ich allerdings ganz genau: Übermüdung führt bei mir zu völliger Gleichgültigkeit und Fressattacken. Letztes Jahr war ich in einem Hotel gegenüber einem Kirchturm, dessen Uhr jede Viertelstunde schlug. Zum Frühstück am nächsten Morgen habe ich 14 Brötchen und drei Kilo Rühreı gegessen. Na ja, so ungefähr.

Worauf ich stolz bin: Wenn ich auf dem Nachhauseweg feststelle, dass eine Fressattacke im Anmarsch ist, dann hole ich mir Zutaten für eine Lasagnesuppe: Jede Menge Gemüse (wenn ich extrem platt bin, dann eben aus der Tiefkühltruhe). Ich habe mir inzwischen je 100 g angebratenes und mit Kräutern der Provence gewürztes Tatar in Vorratsdosen eingefroren, sodass ich wirklich ziemlich flott eine leckere Lasagnesuppe aufsetzen kann.

Wenn ich hinterher immer noch meine, es müsste noch was Süßes geben, dann mache ich mir eine Nicecream. Meistens nur mit Kakaopulver, manchmal mit einem Schokokeks oder einem

Stück Zartbitterschokolade. Ja, natürlich hat das auch ordentlich Kalorien. Aber im Verhältnis zu früher … früher hätte ich mir eine Riesenportion Ravioli mit Käsesahnesoße reingezogen und danach eine Packung Keksteig-Eiscreme plattgemacht.

Wenn ich die letzten zwei Kilo, die seit Weihnachten auf sich warten lassen, noch ernsthaft abnehmen wollte, dann dürfte es noch ein bisschen weniger sein. Diese zwei Kilo … lassen mich aktuell ziemlich kalt. Mein Ziel ist ja: Langfristig halten. Jo-Jos kommen mir nicht mehr ins Haus. Vielleicht liege ich falsch, aber ich denke, die Seele muss beim Abnehmen hinterherkommen. Begreifen: „Ach guck mal, wir sind ja gar nicht mehr moppelig. Interessant. Oh, aber wenn wir nicht mehr moppelig sind, dann hat ja das fette, ungesund Zeugs wohl in unserem Einkaufswagen nichts zu suchen!"

Nehmt's mir nicht übel, aber für zwei bis drei Monate radikal und dramatisch verzichten, das ist leicht. Das Problem ist nur: In diesen zwei bis drei Monaten würde sich bei mir so ein Jieper aufbauen, dass ich danach die Tortentheke in der Konditorei zwei Straßen weiter leerfressen würde - und ich mach mir nichts aus Torte. Für mich käme dann dieser: „Jetzt habe ich mir das aber verdient"-Effekt.

Sich jahrelang jeden Tag anständig zu ernähren, immer den Überblick haben: „Wie viele Extras waren diese Woche schon drin, wie viele sind diese Woche noch drin?", das ist eine hohe Kunst.

Meine Mutter behauptete kürzlich, ich sei ja so wahnsinnig diszipliniert. Bei allem Respekt meiner wunderbaren Mutter gegenüber: Das ist Quatsch. Grade beim Essen bin ich ziemlich undiszipliniert. Ich lerne nur eben gerade, das Teufelszeug auf meinem Ernährungsplan gegen gesündere Leckerlis auszutauschen.

Kaum zu glauben, aber wahr: Ich habe gelernt, Linsenbolognese gern zu essen. Ich habe gelernt, Müsli, Jogurt und Obst mit zur Arbeit zu nehmen. Ich habe gelernt, dass Brot eine besondere Ausnahme für's Wochenende ist, aber nicht in meinen Alltag gehört.

Mein Ziel ist und bleibt: So viele neue, gesunde Gewohnheiten zu finden, die ich gerne mag, damit ich mich eben nicht dauernd disziplinieren muss.

Nicht zu fassen, aber das bananenhassende Kind ruft gerade, ich solle jetzt endlich die für heute Abend versprochene Nicecream machen. Seit drei Monaten hat sie die ins Herz geschlossen. Ihr glaubt gar nicht, wie mich das freut. Jetzt folgt also der gemütliche Teil des Abends, Ihr Süßen.

Habt's fein.

Sportsgeist

Hi, ich bin's. Claire. Der einzige Mensch unter der Sonne, der es schafft, mit Gesundheitsschuhen schwer zu stürzen. Im Winter bin ich ja in Gesundheitslatschen umgeknickt und hab mir das Band am Knöchel gerissen. Heute bin ich mit Gesundheitslatschen eine Treppe hochgelaufen und gefallen. Natürlich keine private, diskrete Treppe. Nö.

An einem der verkehrsreichsten Bahnhöfe der Stadt zur Rushhour werfe ich mich auf den Boden. Gott sei's getrommelt, ich habe mir nur das Knie leicht angedetscht und wieder mal Glück im Unglück gehabt.

Vor ein paar Monaten, als ich mir das Band am Knöchel gerissen hab, stand ich gerade auf einem Stuhl, von dem ich dann auch noch gestürzt bin. Wenn man bedenkt, welche Chancen ich hatte, mich nachhaltig und ernsthaft zu verletzten, bin ich wirklich noch glimpflich davongekommen. So wie heute auch. Warum erzähle ich das?

Nun … Neulich hat mich jemand hier bei einer Challenge nominiert, ich solle ein Sportvideo posten. Ausnahmsweise habe ich mal keine Witze drüber gerissen, sondern gleich gelacht. Vielleicht erwähnte ich es ja hier schon 4- bis 500-mal? Ich mache keinen Sport. Null. Nada. Niente.

Ratet mal, warum! Ok, ich stürze natürlich nicht dauernd.

Meine Freundin Tinka würde jetzt sagen: „Du bist übermüdet, du bist nicht mehr trittsicher, dich nehme ich nicht mit auf den Berg. Du brauchst Urlaub.“, und damit hätte sie wohl recht. Ist ja auch nicht mehr lange. In dieser Phase meines Lebens ist keine Energie mehr da für Sport. Irgendwann wird sich das sicher mal ändern, aber jetzt ist es so.

Was das mit dem Abnehmen zu tun hat? Kann ich Euch genau sagen, Ihr herzallerliebsten Freundinnen der heiteren Nachtmusik:

Mein Motto in diesen Tagen ist: Ball flach halten. Auf Deutsch: Gewicht halten. Einfach nur halten. Kein Ehrgeiz bei der Abnahme, aber auch keine Rechtfertigung für bekloppte Exzesse: „Jetzt bin ich so platt, jetzt brauche ich (fügen Sie hier bitte ein beliebiges 2.000-Kalorien-haltiges Lebensmittel ein)."

Gesund ist wichtiger als Kalorien. Vitamine, Eiweiß und Nährstoffe etc. stehen im Fokus. Das hilft mir enorm, an der Kasse den Schokoriegel liegen zu lassen, obwohl es eine Fußballgott-Schokoriegel-Edition gibt. Diese miesen, hinterhältigen Marketing-Fuzzis wissen genau, dass ich seit Ewigkeiten Schokoriegel - wenn überhaupt alle Jubeljahre - nur in einer Miniversion esse, und dann legen sie mir einen Doppelpack Fußballedition mit lustigen Sprüchen an die Kasse im Supermarkt zur Quengelware? Wo mein inneres Kind es sehen kann?!?! Überhaupt, welcher Depp hat meinem inneren Kind das Lesen beigebracht!?

Jedenfalls habe ich das Ding liegen lassen und war megamäßig stolz auf mich. Es blieb bei den Blaubeeren und den Tomaten. Aus den Blaubeeren mache ich mir jetzt für morgen einen Frühstückskuchen, dann schmiere ich mir meine diversen Salben für meine diversen Wehwehchen überall hin, wo es zwickt, und dann packe ich mich in die Querlage. Vielleicht gucke ich ein bisschen Fußball, aber auf alle Fälle freue mich jetzt schon aufs Wochenende.

KAPITEL 9

Keine Maschine

Morgens, Ihr Besten aller Schönsten!
Ich trage heute eine nicht so schicke Bluse. Nicht so schick, weil die Rüschen an der Knopfleiste ungefähr seit fünf Jahren außer Mode sind. Völlig egal: ICH PASSE WIEDER REIN! Das Ding wird jetzt jeden Tag getragen, bis es auseinanderfällt. Wenn ich die letzten Jahrzehnte zurückblicke, war ich ja die meiste Zeit schlank, phasenweise auch sehr schlank. Also habe ich eine ganze Reihe von Blusen, Hosen und Strampelanzügen in Größe 36 und 38 im Schrank hängen.
Modisch passen sie zwar besser zu Princess Di's Hochzeitstag als in die heutige Zeit, aber egal! In den letzten Jahren hingen diese Kleidungsstücke wie ein übellauniges Mahnmal in meinem Kleiderschrank. Trotzdem habe ich es nicht fertigbekommen, sie wegzuwerfen.

Wegwerfen hätte für mich Aufgeben bedeutet. Akzeptieren, dass ich jetzt jedes Jahr eine Kleidergröße zulege. Es gab Zeiten, da wusste ich nicht, wie oder wann, aber da hatte ich diese Bluse in der Hand und dachte: „Die werde ich wieder tragen. Eines Tages passe ich da wieder rein."

Zwischendrin habe ich natürlich vorsorglich nach einer ähnlichen Bluse in meinen aktuellen Größen gesucht; im Übrigen nicht gefunden. Stattdessen habe ich zwei andere karierte Hemden gekauft in 42 und in 44. In beiden sah ich aus wie ein kanadischer Holzfäller, der beim Lachsfangen seine weibliche Seite entdeckt hat.

Vor vier Wochen habe ich beide weggegeben. Beim Durchsortieren meines Kleiderschranks habe ich die großen Hosen und Pullis und alle anderen ungeliebten Kleidungsstücke aussortiert. Es gab ungelogen Phasen, da habe ich Kleidung von Größe 36 bis 44 im Schrank gehabt. Habe ich die Sachen weggegeben, weil ich denke, dass ich nie wieder zunehmen werde? Ähm. Nicht direkt.

Wie sagt Onkel Timm Bendzko? „Ich bin doch keine Maccchiiiene!“ Mault mich jetzt bitte nicht an, dass es Maschine mit sch heißt. Ich weiß das. Aber kann das mal jemand dem Timm sagen? Gerade lerne ich zu akzeptieren, dass es immer Schwankungen geben wird, ganz klar. Grundsätzlich gefällt mir die Idee, im Kopf einen Schalter umzulegen, ein Zauberwort zu sprechen und schwups: Wunschgewicht für die nächsten 20 Jahre gebunkert. In der Realität bin ich nicht so. Schwankungen werden mein Wegbegleiter sein.

Die Frage ist nur, wie groß diese Schwankungen für mich sein dürfen. Wohin ich nicht mehr möchte, ist diese: „Jetzt ist es auch egal“-Phase. Derzeit läuft es ganz gut. Da ich mich aber ziemlich gut kenne, weiß ich genau, in welchen Phasen es auch ganz anders aussehen kann: Übermüdung, Überarbeitung und wenn mir dann noch jemand blöd kommt … dann werden aus zwei Tellern Lasagnesuppe wieder drei Teller Nudeln mit echter Bolognese-Käse-Butter-Soße und frittierten Schokoriegeln obendrauf.

Seit Mitte Mai halte ich nicht nur, ich nähere mich sogar tendenziell und in Minischritten meinem Wunschgewicht. Diese Woche ist es nur 1,3 Kilo entfernt und nicht - wie die Monate vorher gute zwei Kilo. Geduld scheint sich aktuell auszuzahlen.

Druck funktioniert bei mir ohnehin nicht, dann werde ich schlimm Karlsson-vom-Dach-mäßig bockig.

Die Sachen wurden aussortiert, weil ich mir den doppelten Boden entziehen wollte. Weil ich nicht irgendwann kommentarlos wieder einfach zu dem größeren Hemd greifen will, sondern mir das deutliche Signal geben will: Du hast grad nichts mehr, was dir passt. Du müsstest jetzt Geld ausgeben! Willst du wirklich lieber Geld für größere Klamotten ausgeben, dich in der Umkleide ärgern und frustriert sein, als einfach wieder zwei Monaten Kalorien zählen?

So weit für heute früh.

Habt's fein.

Der innere Jean Pütz

N'Abend Ihr Herzbesten aller ONO-Kämpferinnen,
heute war ich mal wieder in meiner Geheimidentität als Muppet-Chemieprofessor unterwegs und habe Forschungen angestellt. Na ja gut, ich habe einfach nur etwas ausprobiert, das ich neulich hier in der Community gelesen habe, nämlich wie man aus regulärem 0,3- prozentigen Jogurt griechischen Jogurt bastelt. Es war ein wenig schwierig, einen Griechen zu finden, der sich freiwillig in ein kleines Jogurttöpfchen setzte, aber am Ende wollte er kaum wieder raus.

Na ja gut, ich habe einfach nur zwei Lagen Küchenpapier in ein Sieb gelegt, den Jogurt hineingegeben und den Griechen zwei Stunden Sirtaki tanzen lassen. Na ja gut, tatsächlich hat er natürlich keinen Sirtaki getanzt, sondern sich über die deutsche Europolitik beschwert, kann man ihm jetzt auch nicht übelnehmen.

In der Zwischenzeit ist jedenfalls die überflüssige Molke abgetropft und heraus kam supercremiger, leckerer griechischer Jogurt. Ganz erstaunlich, wie viel Flüssigkeit sich da verabschiedet, aber das Ergebnis kann sich sehen - und schmecken lassen. Mit der Molke geht auch eine ganze Menge Säure verloren, wodurch das Ergebnis erfreulich mild im Geschmack wird.

Um ganz ehrlich zu sein: Das geht sogar komplett ohne Griechen und ohne Sirtaki, und man spart eine Menge Euro. Na ja gut, um eine Menge Euro zu sparen, muss man schon jeden Tag ein Pfund so hergestellten griechischen Jogurt zu sich nehmen. Was mich wirklich erstaunt hat, ist, dass man das so gewonnene Ergebnis erstaunlich gut aus dem Sieb in eine Vorratsdose bekommt. Also: Eine prima Idee, wer immer die auch zuerst hatte: Danke!

Habt's fein.

Der Heimtrainer

N'Abend, Ihr liebsten Herzbesten,
endlich habe ich den perfekten Job für mich gefunden: Da ja leider diese Jane Fonda die Markenbotschafterin der L'Oreal-Antifaltencreme wurde, muss ich mich nach einem anderen Produkt umgucken. Seit gestern weiß ich, was das sein könnte: „Müdigkeit".

Mit meinen schwarzen Panda-Augenringen und meinen langsamen, tapsigen Bewegungen, diesem sympathischen „Auf allen vieren ins Bett"-Krabbeln, bin ich prädestiniert dafür, die Marke Müdigkeit zu repräsentieren.

Die letzten Wochen waren aber auch wieder dicht gepflastert mit Reisen und Abenteuern. „Abenteuer" ist vielleicht ein großes Wort; ich bin mit der Deutschen Bahn gefahren und habe festgestellt, dass man mit dem w-lan im Zug kein Fußballspiel gucken kann. Von den Toren habe ich per WhatsApp-Nachricht von Freunden erfahren. Ihr seht also, wenn man ehrlich ist: wirklich, wirklich kein Abenteuer.

Trotz all des Chaos konnte ich mithilfe von vielen freundlichen Leuten organisieren, dass ich zum ersten Mal in meinem Leben einen Heimtrainer besitze. Neulich sinnierte ich hier, ob ich mir einen anschaffen sollte. Eine wunderbare Freundin aus der Community machte mich drauf aufmerksam, dass eine Berlinerin ihren hier gerade verkauft, weil sie sich stattdessen lieber neue Sandalen kaufen möchte - kann ich gut verstehen.

Nach einigem Grübeln habe ich mich dann entschieden: Ich probier's. Es wird Zeit, dass ich etwas gegen meinen Bewegungsmangel tue. Mir gefällt ja die Idee, dass ich dabei zuhause Filme gucken kann kann. Filme gucken zumindest ist etwas, das ich ausgezeichnet beherrsche. Die Frage wird sein, ob ich mir einfach nur eine neue, sehr unbequeme Sitzgelegenheit fürs Filme gucken angeschafft habe.

Heute habe ich es ein bisschen ausprobiert und gemerkt, dass ich wirklich erschreckend unsportlich bin. Meine Gelenke waren hochgradig irritiert und fragten beim Gehirn ziemlich bissig nach, wieso der Sportboykott plötzlich aufgehoben sei. Wenn ich nicht persönlich eine Ü80 Oma in der Familie hätte, die dreimal die Woche Sport treibt, mit ihren Enkeln schwimmen und Schlitten fahren geht, dann würde ich sagen: Ich bin omamäßig unsportlich. De facto ist das ein dämliches Klischee, die meisten Omas, die ich kenne, stecken mich sportlich locker in die Tasche.

Es wird nicht anders gehen als das extrem kleinschrittig anzugehen und auszuprobieren; wirklich in Fünf- bis Zehn-Minuten-Häppchen. Erfahrungsgemäß bin ich jemand, der eine Sache eine Woche extrem mit irrem Leistungsdruck probiert, dann krank wird und schmeißt. In solchen Sachen kann ich ja plötzlich eine Willensstärke entwickeln, die nur noch von meiner eigenen Dämlichkeit übertroffen wird.

Diese Typen, die mit Mitte 40 plötzlich denken, sie müssten für den Halbmarathon trainieren, sich sinnlos überteuerte Turnschuhe kaufen, einmal zehn Minuten Joggen gehen und sich dabei den Meniskus reißen? Ja, für so was wäre ich die perfekte Kandidatin. Meine persönliche Glanzleistung: eine Stunde Senioren-Aquafitness und gleich den Ischias für vier Wochen rausgehauen.

Darum muss ich das wirklich häppchenweise in Miniportionen angehen. Schaun wir mal, wie das so wird. Drauf schlafen kann man jedenfalls nicht, das habe ich schon probiert.

Habt's fein!

Disziplinlosigkeit

Morgens, Ihr frischen Sonnenschein-Mäuse!

Ich hab's vermutlich erst 4- oder 500-mal gesagt: Dick sein - und zu viel zu essen - hat nichts, aber auch gar nichts mit fehlender Disziplin zu tun. Wenn Du abnehmen willst und es nicht schaffst, Deine Essensmengen zu reduzieren bzw. die ungesunden Lebensmittel gegen gesunde auszutauschen, dann liegt es vermutlich nicht daran, dass Du disziplinlos oder willensschwach bist. Dann liegt es höchstwahrscheinlich daran, dass Du Deine geballte Disziplin für irgendetwas anderes aufbrauchst, und zwar in rauen Mengen.

Beim Lesen vieler Eurer Posts in den letzten Wochen fühlte ich mich in dieser Theorie bestätigt: Meine Herren, was hier so viele von uns an Horrorgeschichten durchmachen mussten - oder immer noch machen! Viele von uns sind so krasse Superhelden, die absurde Dinge aushalten mussten. Erlebnisse und Schicksale bei denen Batman gesagt hätte: „Ok, ich schließe mich jetzt auf dem Klo ein, bis es vorbei ist!" Wenn einem solche Dinge um die Ohren fliegen, brauchen wir unsere Disziplin schon, um nicht fremde Leute auf der Straße anzupöbeln. Ihr könnt das meinetwegen auch netter formulieren: „Meine Disziplin ist grad zum Spielen draußen." - Also, wenn man sich vorstellt, dass es sich bei „dem Spiel" um ein mittelschweres Drama, einen schweren Unfall oder eine lebensbedrohliche Erkrankung handelt. Oder einfach nur große Einsamkeit.

Das Unerfreuliche daran ist: Diese Phase, in der unser Leben uns jeden Morgen schon vor dem Frühstück zwei Ohrfeigen verpasst hat, kann Jahre her sein. Die miesen Gewohnheiten, die uns geholfen haben, diese Phase zu überstehen, sind dann einfach mal da und weigern sich, unser Leben wieder zu verlassen. Irgendwann glauben wir dann ernsthaft, es ginge nicht mehr ohne. Ach pipperlapupp, warum es nicht mal dramatisch formulieren?

Das Essen hat uns geholfen zu überleben - und wenn wir es lange genug gemacht haben, dann kommt regelrecht Panik auf, beim Gedanken, den Rettungsring wegzulassen. Das ist meist kein bewusster Prozess. Man merkt das, wenn man den eigenen bekloppten Rechtfertigungen im Kopf lauscht:

Man klatscht sich einen halben Liter Olivenöl ins Essen: „Wichtige Fettsäuren!" Man isst ein Eis mit Sahne: „Kalzium ist wichtig! Ich krieg sonst Osteodingsda!" Ihr kennt das.

Darum: Sich selbst Disziplinlosigkeit vorzuwerfen, das bedeutet wieder: Noch eine Waffe gegen sich zu richten, wenn das Leben einen ohnehin schon am Hals gepackt hat und an die Wand drückt. Kann man machen. Muss aber nicht sein.

Habt's fein!

Leistungssport

Na, Ihr liebsten Herzbesten?
Haltet Euch fest: Ich bin letzte Woche 44.000 Schritte gelaufen. Ich! Selbst! Alleine! Ohne Stützräder! Und das zusätzlich zum normalen „Fußweg zum Bus". Ha! Jaja, ich weiß, einige von Euch schlagen sich grad auf die Schenkel vor Lachen, weil das so lächerlich wenig ist, aber für mich ist das richtig viel! Mein Trainingslevel ist ja, wie Ihr wisst, ungefähr das von Queen Mum: Zur Kutsche laufen, sitzen, winken. Mehr geht nicht.

Noch eine Leistung, auf die ich sehr stolz bin: Ich habe angefangen, mich mit dem Heimtrainer vertraut zu machen. Das bedeutet konkret: Runter auf Stufe 1 und maximal 10 Minuten.

Es gab diesen kleinen, aber fiesen Impuls von Leistungswillen. Der Impuls, der sagte: „Na das muss doch mindestens auf Stufe fünf gehen für eine halbe Stunde." Ja. Klar. Geht es auch. Drei Minuten, dann gucken mich meine Knie an und fragen sehr uncharmant, ob ich mich für Jan Ullrich halte und wenn dem so sei, ob ich dann nicht wenigstens bitte schön große Mengen Dopingmittel einwerfen könne, bevor ich solche dämlichen Sachen mache.

Ein paar Mal habe ich tief Luft geholt und mir klar gemacht, dass ich das Ding nach drei Tagen aus dem Fenster werfen werde, wenn ich mir damit wieder unnötig Stress mache. Wenn ich mir Leistungsdruck aufbaue, den ich aufgrund meines Alters und meiner Untrainiertheit unmöglich erfüllen kann, dann schmeiße ich das wieder.

Selbst meine sportlichen Freunde, die nicht wie ich auf eine 15-jährige Sportpause zurückblicken, bauen jetzt alle ab und haben zunehmend mehr Zipperlein. Zipperlein, die schnell beleidigt sind und die dem behandelnden Orthopäden einen Club-Med-Urlaub finanzieren.

Abgesehen vor meinem Respekt vor solchen Zipperlein weiß ich ganz genau: Wenn ich keinen Spaß an der Bewegungsart finden kann, dann werde ich sie nicht ausüben, weil ich eben (Ihr erinnert Euch) meine Disziplin für andere Dinge schon verkonsumiere.

Dass mein Körper kein arabisches Rennpferd ist, zeigt sich noch an anderer Stelle: So hatte ich zwei Massagen. Die Erste war sanft und fließend, aber relativ wirkungslos. Nach der zweiten konnte ich meinen Kopf wie eine Eule im Kreis drehen, war aber kurz vorm Hexenschuss. Die richtige Dosierung von Herausforderung scheint der Schlüssel zum goldenen Bewegungstörchen zu sein.

Mein Ziel ist ja nicht der Berlin Marathon. Mein Ziel ist nur, meinen Körper nicht mehr so zu behandeln wie ein Stiefkind im Märchen, wie es Estelle mal so schön formulierte. Schaun wir mal.

Habt's fein.

Salat mit Lachs

N'Abend, Ihr liebsten Herzbesten
In den letzten Wochen war ich wieder mehrfach unterwegs und auf gastronomische Angebote angewiesen. Mag sein, ich bin blöd oder phantasielos, aber ich finde es zunehmend schwieriger, mich beim Essengehen im gesunden und kalorienakzeptablen Rahmen zu bewegen.

Kaum betritt man ein Restaurant, wird man mit Brot beworfen. Guckt man Hilfe suchend in die Karte, findet man viele tolle Gerichte, von denen jedes 5.346 Kalorien hat. Das kalorienarme Gericht ist meist Salat mit Huhn oder Salat mit Lachs. Wenn man nur ab und zu essen geht, eine feine Sache. Zwei Tage lang ist es vielleicht ok. Aber zwei Tage mittags und abends??

Gerade, wenn ich viel in Posemuckel und Pumucklhausen unterwegs bin, ist mir nach herzhaftem und warmem Essen. Ok, das war eine glatte Lüge. Mir ist immer nach herzhaft und warm. Ich wache auf, und mir ist nach herzhaft und warm.

Herzhaft, warm und gesund bzw. kalorienarm finde ich in „normaler" Gastronomie nur leider fast nie. Es gibt Kohlenhydrate mit Fett. Fettarmes Fleisch schwimmt in Sahnesauce, Fisch badet in Butter, Geflügel wird gleich paniert. Im Prinzip müsste ich jedes Mal beim Essengehen die Sally (Ihr wisst schon, die von „Harry und Sally") machen:

„In wie viel Fett wird das Steak gebraten? Was für ein Fett ist das? Sind die Beilagen frisch oder Convenience-Food? Kann ich statt der Kroketten auch Brokkoli haben ohne Hollandaise? Ohne in Butter geschwenkte Mandelblättchen? Nicht in Bierteig frittiert? Nicht mit Sahne püriert? Und kann ich den Rosmarin-Jus auf einem Extrateller haben?"

Aber, aber, aber wenn ich essen gehe, habe ich es gern unkompliziert. Muss gerade ich dann meine geballte, superkomplizierte, neurotische Sally-Seite ausleben, nur um mein Budget nicht zu sprengen?

Kürzlich hatte ich in einem Lokal endlich mal eine Alternative zum Salat mit Huhn: das beste Roastbeef des Jahrhunderts. Dazu gab es Jogurt-Remoulade und Bratkartoffeln. Die Bratkartoffeln habe ich meiner Begleitung gegeben und nur den Salat gegessen. Der kam übrigens ohne Nachfrage auf einem Extrateller.

Für heute liebe Grüße, habt's fein!

In schlanken wie in fetten Tagen

N'Abend Ihr Besten aller Herzliebsten,
Wie so oft beim Scrollen durch Eure Posts gehen mir einige Dinge nach: Man scrollt so drüber, und zwischen Törtchen- und Bikinifotos tauchen hier und da mal Texte auf, die ein Fragezeichen hinterlassen. Viele von uns sind ja Meisterinnen des Selbsthasses (und nein, es ist kein Grund seine Beine zu hassen, nur weil sie „objektiv häßlich" sind).

Die ein oder andere hat auch noch jemanden in ihren vier Wänden wohnen, der ihr den Selbsthass abnimmt. Eine Partnerschaft, in der der eine die andere beleidigt oder in der beide sich gegenseitig beleidigen, kränken und demütigen, ist keine Partnerschaft. Das ist ein Kriegsgebiet.

Mir ist absolut klar, dass es auch Frauen gibt, die gewalttätig und sadistisch sind (einige der hier Anwesenden scheinen solche Mütter zu haben). Was ich hier öfter lese, sind immer mal wieder Geschichten von Frauen, deren Männer das Übergewicht ihrer Angetrauten als Ausrede für Bosheiten nehmen. Aber nicht nur das: Scrollt man weiter, liest man von Männern, denen das Abnehmen ihrer Liebsten auf den Magen schlägt. Scheint hier auch ein Grund zu sein, verbale Ohrfeigen austeilen zu dürfen. Und wollen wir mal hoffen, dass es nur verbale Ohrfeigen sind.

Dieser bekloppte, alte Spruch „In guten wie in schlechten Tagen", der heißt für Mädels wie uns: „In fetten wie in schlanken Tagen". Glaubt mir: Sollte ich nochmals in meinem Leben heiraten, kommt der Spruch mit ins Ehegelübde! Mein Gewicht unterliegt der Veränderung und ich habe nicht vor, Donald Trump zu heiraten, der angeblich Melanias Gewicht im Ehevertrag hat festschreiben lassen.

Körper verändern sich, Menschen verändern sich. Wenn Eure Kinder morgen von der Rutsche fallen und die Nase hinten am Kopf tragen, verkauft Ihr sie dann? Vermutlich nicht. Wer liebt, macht sich Sorgen um Eure Gesundheit, aber er droht nicht mit Trennung für 30 Kilo mehr oder weniger. Er bezeichnet Euch nicht als „Schwein" oder „Nilpferd". Angst, Angst vorm Alleinsein oder Angst vorm Partner sind genauso eine gute Basis für eine Partnerschaft wie ein Bett aus Stacheldraht. Kann man machen. Muss man aber nicht.

Wenn Ihr jemanden zuhause habt, der Euch nicht liebt, sondern demütigt und beleidigt, ist es Zeit, etwas zu ändern und sich Hilfe zu holen. Niemand verdient es, wegen seines Aussehens von seinem Partner beleidigt zu werden. Oder von sich selbst. Wie sagt Estelle immer? Behandelt Euch nicht wie ein Stiefkind im Märchen. Und lasst Euch auch nicht von anderen wie eins behandeln.

Wahre Schönheit sieht man ohnehin nur mit dem Herzen.

Habt's fein.

Die zehn Gebote des Abnehmens

Hallöchen, Ihr Besten aller Liebsten,
heute berichte ich aus der Welt unserer Sonderbarkeiten. Ihr wisst schon: Man schafft die Pizza nicht, isst sie entgegen seinen Gewohnheiten und Erziehung nicht auf und stellt am nächsten Tag fest, dass das Wetter trotzdem gut ist. Vor allem aber stellt man fest, dass man plötzlich Dinge anders tun kann als früher, weil sich im Kopf irgendwas geändert hat.

Nachdem ich gestern ein koffeinhaltiges Kaltgetränk (aus vielschichtigen Gründen, mit denen ich Euch nicht unnötig langweilen möchte) nur zu einem Drittel getrunken habe, kam mir die Erkenntnis, was sich in meinem kleinen Köpfchen in diesem Prozess schon geändert hat. Früher hätte ich mir das reingewürgt, schließlich habe ich das ja auch bezahlt. Natürlich lasse ich Euch wie immer teilhaben an den Erkenntnissen:

1. Man muss nicht alles essen, was einem angeboten wird.

2. Man muss nicht alles essen, was vor einem steht.

3. Man muss sich nicht in Situationen wie „Buffets“ bringen, wo einem in Unmengen Unterschiedliches angeboten und vor einen gestellt wird.

4. „Umsonst“ oder „schon bezahlt“ ist kein Grund, etwas zu essen. Auch wenn es vielleicht finanziell „umsonst“ ist, kostet es mich meine Kalorienbilanz.

5. Viele kleine, gute Entscheidungen jeden Tag produzieren Abnahmen.

6. Große, „schlechte“ Entscheidungen werden auch immer wieder mal passieren. Ist doof. Ist menschlich. Geht vorbei.

7. Alles, was man richtig macht, ist super. Auch wenn es nur Mini-Schritte sind.

8. Es wird früher oder später Tage oder Phasen geben, die schlecht laufen. Die gehen auch wieder vorbei. Schulterzucken und weiter.

9. Nach dem Spiel ist vor dem Spiel. Man kann jeden Tag neu anfangen. Nur weil gestern oder die letzte Woche mies war, heißt das nicht, dass es keinen Sinn hat, dass „man es sowieso nicht schafft“, sondern, dass man eben jetzt was anderes probiert.

10. Wenn der kleine Mann in Deinem Ohr permanent trötet: „Das Leckerli *müssen* wir essen! Wir haben doch sonst nichts vom Leben!“, dann muss man dem nicht nachgeben, sondern einfach mal Kassensturz machen, ob das wirklich so ist, und was man vielleicht ändern kann.

Ihr wisst ja: Wenn Hunger nicht das Problem ist, dann ist Essen nicht die Lösung. Mit diesen Gedanken überlasse ich Euch dem Sonntagnachmittag, der hier in der Hauptstadt drückend und schwül ist.

Habt’s fein.

Cookies and Pizzateig

Mooooment, jetzt mal nicht so schnell weitergescrollt. Nimm den Finger da weg, sag ich! Ja, Du!! Du scrollst hier so lustlos durch, siehst diese absurd legendären Vorher-Nachher-Fotos und denkst Dir: „Das ist doch alles Photoshop. So was geht doch gar nicht. Und selbst wenn - ich schaffe das niemals! Kann mein Online-Abo gleich wieder kündigen." Bevor Du Deine Fritteuse anschmeißt und Dir den Käsekuchen mit Schokolade im Blätterteigmantel frittierst, nimm Dir zwei Minuten und lies hier weiter. Na ja gut, es werden drei oder vier Minuten sein.

Doch, diese Abnahmen sind echt. Kein Photoshop, kein doppelter Boden. Und nein: Die Mädels hier haben sich keinen Disziplin-Chip ins Hirn einbauen lassen. Wenn man wie ich hier über einen *hüstel* längeren Zeitraum mitliest, dann offenbart sich das Geheimnis der großen Erfolge: Ehrlichkeit. Klingt doof, da ist aber was dran. Vielleicht brauche ich doch noch mal drei Minuten, um das besser zu erklären. Warte. Hier, nimm ein Stück Kohlrabi, ich muss eben etwas ausholen.

Die meisten von diesen tollen Frauen, die sich hier Pfund um Pfund ihre Gesundheit zurückerobern, schreiben nicht nur von ihren tollen Abnahmen; sie schreiben hier genauso ausführlich von Rückschlägen, von Zunahmen, vom Scheitern, vom Hadern und davon, wie sie sich von einer miesen Gewohnheit nach der anderen trennen.

Jeder dieser Posts ist ein öffentliches Scheitern. Jetzt kommt aber das Geheimnis einer guten Community dazu. Eine gute Community - wie diese hier - sagt: „Ist uns allen schon passiert, du bist nicht allein, Kopf hoch, blöd gelaufen, weiter geht's. Morgen sieht's schon ganz anders aus."

Eine weniger hilfreiche Community würde den Zeigefinger erheben und schreiben: „Eeeeeecht? Du hast ein Buttercroissant gegessen? Boh, voll peinlich! Also, so wird das wohl mit der Abnahme nichts. Da musst du dich jetzt nicht wundern, dass du bald wie ein fetter Hefekloß auf Beinen aussiehst! Jetzt reiß dich aber mal zusammen! Schämen solltest du dich.“ Mööööööp!

Wusstest Du, dass Schamgefühle ein hervorragender Nährboden für unzählige psychische Erkrankungen sind? Wenn Du z.B. gern eine saftige Depression haben möchtest, sind Gefühle von Scham ein prima Start. Aber auch wenn Dir Süchte, Suizid, Mobbing oder Gewalt gut gefallen, dann ist sich schämen der Schritt in die „richtige“ Richtung. Immer, wenn Du diesen fiesen, kleinen Knilch in Deinem Ohr hörst, der zischt: „Du bist nicht gut genug, nicht schlank genug, nicht schön genug! Du bist zu fett, zu alt, zu häßlich, nicht liebenswert!“, ist das Dünger für ein prima Schamgeschwür im Kopf.

Diese Schamgeschwüre lassen sich übrigens ausgezeichnet mit einer großen Portion Cookies and Pizzateig-Eiscreme betäuben. Kurzfristig jedenfalls. Wenn Du dieses Schämen auf olympischem Level betreiben willst, dann verknüpfe es mit Geheimnistuerei, Schweigen und Abwertung. Unsere Mitstreiterinnen, die sich vom Binge-Eating befreien, können davon eine komplette Wagner-Oper singen.

Langfristig hilft nur Mitgefühl. Wir brauchen das Gefühl, dass unser „Rudel“ uns nicht auf einer Langnese-Eisscholle aussetzt, sondern, dass wir dazugehören und dass wir nicht allein sind mit unseren Schwächen und Ängsten. Um es in einem Star-Trek-Bild zu sagen: Ein anderer Mensch, der zu uns sagt: „Du bist nicht allein. Das ist mir auch schon passiert. So etwas ist schrecklich, aber es geht vorbei.“, ist die Fluchtkapsel aus einem brennenden Raumschiff von Selbstvorwürfen. Mit Ehrlichkeit meine ich: Ehrlich zu sich sein und zu den anderen. Ehrlich sagen, wenn es super läuft (hier freuen sich alle mit).

Ehrlich sagen, wenn es grad den Bach runter geht (Mensch, werden Dir die Augen übergehen, wenn Du siehst, was hier an Unterstützung um die Ecke kommt!).

Das braucht Zeit und das ist ok. Ok, das waren jetzt mehr als vier Minuten. Sorry.

Habt’s fein!

Wenn, dann richtig!

N'Abend Ihr Herzbesten aller Herzbesten,
herzliche Grüße aus der Entschleunigung. Sie macht mich ein bisschen langsam im Kopf, aber irgendwie tut sie auch gut. Bei der aktuellen Hitze geht ohnehin nichts schnell. Vermutlich werde ich die Nacht auf dem Balkon mit einem Ventilator und den Füßen in einem Bottich mit Eiswasser verbringen.

Eigentlich wollte ich etwas über Perfektionismus schreiben. Diese absurden Erwartungen, mit denen wir uns überfrachten und die am Ende (zumindest nach meiner Erfahrung) keine besseren Leistungen erzielen. Ganz im Gegenteil: Je größer der Perfektionismus, desto garantierter scheint das Scheitern.

Wenn die Erwartungen so absurd hoch sind, dann blockiert das bei mir schon den Start. Wenn ich meine, ich muss jede Woche zwei Kilo abnehmen, weil es sonst nicht zählt, dann fange ich gar nicht erst an. Mir fallen spontan sofort vier Frauen ein, die sich trotz großen Unglücks über ihr Gewicht gar nicht mit dem Thema „Abnehmen" befassen, weil sie so überdrehte Vorstellungen über's Abnehmen haben, wie: jeden Morgen nur noch ein großes Glas Wasser mit zwei Vitaminpillen, zum Mittag einen Salatkopf ohne Soße und abends Kohlsuppe ohne Kohl.

Dann hört man auch so Sprüche wie „Wenn ich etwas mache, dann richtig, sonst bringt es ja nichts!" Bedauerlicherweise verstehe ich den Wunsch nur zu gut. Wir wollen etwas „richtig machen", keine halben Sachen, ganz oder gar nicht. Dafür muss man sich eben „zusammenreißen". Sonst gibt es am Ende nämlich kein Foto für uns. Das Problem ist nur … dieses sonderbare Menschsein ist in sich hochgradig unperfekt, dämlicher Konstruktionsfehler.

Wenn wir nur 100 % akzeptieren, dann ist Scheitern aber sowas von vorprogrammiert: Nach zwei Tagen Kohlsuppe ohne Kohl bestellen wir uns Pizza mit Salami und Speck im Rand und reinem Käseboden zum Frühstück. Und schwups kommt wieder das Sich-Schämen aus meinem letzten Post um die Ecke. Direkt danach passiert etwas - wie soll ich sagen? Zumindest ich werde extrem ungnädig mit mir und mit allem unter der Sonne: Der Papst trägt zu viel weiß, der Mann als solcher hat zu viel Y-Chromosom und diese Biester, die uns „Mama“ nennen, benehmen sich wie Kinder! Unglaublich, oder?

Der Wunsch nach Perfektion … irgendwas bleibt doch immer auf der Strecke: Wenn das mit dem Essen super läuft, dann klappt's vielleicht mit dem Sport nicht. Wenn der Sport super läuft, hast Du vielleicht keine Zeit mehr, alle Harry-Potter-Bände im Original zu lesen oder Videos von Deiner Katze zu machen. Wenn die Katzenvideos gut laufen, dann kommst Du vielleicht nicht dazu, Deine Kinder im Memory zu schlagen.

Über diese ganzen Sachen mit dem Körper will ich hier gar nicht reden; schließlich befinde ich mich in einem Alter, wo man beim besten Willen nicht mehr von „Pflege“, sondern von „Wartung“ sprechen muss. Wenn ich dann mit Perfektionsideen anfange, kann ich nur verlieren. Mein Vorsatz bleibt ja „ich mache es genauso gut, wie es heute geht“. Und ich versuche die Voraussetzungen zu schaffen, dass es so gut wie möglich läuft.

Perfektion, pffff. Wieso sollten wir derart unter unseren Möglichkeiten bleiben?

Habt's fein!

Staycation

Ihr Besten aller herzbesten Herzbesten! Ich habe meine erste Woche Staycation hinter mir und muss sagen, es war die beste Idee aller Zeiten, den Urlaub zuhause zu verbringen!

Nicht nur absolviere ich alle wahnsinnig aufregenden Gesundheitstermine, nein ich treffe Freunde. Ich. Jaha, Tatsache. Und ich gehe aus. Gestern war ich in einer dieser coolen, hippen Berliner Strandbars, vorgestern in einem Irish-Pub und davor frühstücken. Manche der Menschen, mit denen ich verabredet war, habe ich 15 Jahre nicht gesehen. Es sind durchgehend schöne, lustige und angenehme Begegnungen. Komma aber.

Ihr ahnt es, es gibt ein „aber". Abends ausgehen kommt ja bei mir wirklich nur vor, wenn ein Schaltjahr und das chinesische Horoskopjahr des Purzel-Pinguins in die gleiche Phase fallen. Wenn ich nachts nach Hause komme, kann ich erst nicht einschlafen, weil ich aufgedreht bin und es so warm ist, und wenn ich dann gerade eingeschlafen bin, kommt die Sonne raus und weckt mich.

Heute früh bin ich auf allen vieren ins Bad gekrabbelt, um dann vier Stunden im Flur vorm Badezimmer auf dem Boden zu liegen, weil ich mich nicht mehr bewegen konnte. Ok, ich hab's noch bis auf den Balkon geschafft (Schatten!), aber es hat sich angefühlt wie Fußboden. Wer jetzt denkt: „Mensch, war die Claire besoffen", dem sei gesagt: Claire trinkt nicht, wenn sie ausgeht. Nein, nie. Ich kann schließlich nicht alle Macken und Laster in mir vereinen!

Vor fünf Minuten habe ich in den Spiegel geguckt und gekreischt, weil ich aussehe wie Chucky, die Mörderpuppe. Aber wisst Ihr was? Das war es absolut wert. Das Beste? Kein Hunger. Ich ernähre mich wie ein Supermodell von „hier mal ein Stück Obst" und „da mal ein Knäckebrot". Tatsächlich ist das Ganze auch eine Lektion für mich:

Mehr Spaß im Leben = weniger Appetit. Mehr Leichtigkeit

im Leben = schneller satt. So einfach ist das!

Nun ist Leichtigkeit und Spaß leider nichts, was man im Laden kaufen kann. Jedes Mal, wenn ich hier bei einer von Euch von den Schicksalsschlägen lese, dann denke ich: Ja, Mist, ich weiß genau, wie sich das anfühlt. In diesen Phasen sind wir bedürftig und anhänglich, sehnsuchtsvoll nach Zuwendung und aufgefangen werden, und wenn wir das nicht bekommen? Überraschung, da war wieder unser alter Freund, die Buttercremetorte - oder bei mir eben die Fettuccine Alfredo.

Derzeit bin ich wild entschlossen, jeden Moment der Leichtigkeit zu genießen, so lange wie es eben anhält. Mir gruselt ein bisschen davor, wenn die Arbeitszeit zurückkommt. Ich grübel, wie ich mir etwas davon in den Alltag hinüberretten kann. Schaun wir mal.

Habt's fein!

KAPITEL 10

Make Claire Slim Again

Willkommen, Ihr Liebsten aller Besten, zu meiner eigenen Challenge, bei der leider nur ich mitmachen darf. Sie hat sogar einen eigenen Hashtag, denn ohne Hashtag ist es nur eine dumme Idee und keine Challenge. Der Hashtag lautet: #makeClaireslimagain oder auch #MCSA. Claire pflegt ja neuerdings Abendaktivitäten, anstatt wie gewohnt um halb zehn im Bett zu sein, online noch mal das aktuelle Sandmännchen anzugucken und dann im Land der Träume gegen angreifende Kohlenhydrate zu kämpfen. Dank Wärme und frühem Sonnenaufgang fehlen ihr inzwischen gefühlte 400 Stunden Schlaf.

Dann gestern der Anruf: „Wir hätten morgen einen Transporter und würden gern den Schrank und das Regal abholen, dass du verschenken willst. Kannst du das viellicht zufällig bis dahin ausräumen?"

Unter normalen Bedingungen hätte ich gesagt: auf keinen Fall. Aber - wenn ich wieder arbeiten muss, stresst mich Möbel-Ausräumen noch mehr und ganz ehrlich: Ich will den Kram auch lieber gestern als heute weghaben. Also habe ich den Kram nicht nur ausgeräumt und geputzt, sondern sogar auch runtertragen geholfen. Ich. Sportliche Betätigung. Ihr wisst ja, es ist Purzel-Pinguin-Jahr.

Ihr fragt Euch die ganze Zeit, was das mit #MCSA zu tun hat? Ganz einfach. Durch die Kombination: Hitze, Schlafmangel, Nachtaktivitäten habe ich den Appetit verloren. Ja, ich weiß. Meine Mutter hat auch schon gesagt, sie würde jetzt doch gerne mal einen Gentest sehen. Heute hatte ich bis 15:00 einen Pfirsich. Vielleicht war es auch eine Nektarine. Doch, doch, eine ganze. Ja, klar, die Hälfte hätte auch gereicht, ich weiß! Gestern hatte ich drei Knäckebrote und einen Smoothie.

Fun Fact: Normale Übermüdung durch Arbeit führt zu Fressattacken; völlige Schlaflosigkeit führt zu einem Zustand von „Ich ernähre mich von Licht. Reicht doch." Mein Körper ist mit diesen Störungen im Tagesrhythmus völlig überfordert. Wahrscheinlich fragt der sich, was als Nächstes passiert: Erst Schlafentzug, dann Bewegung - was kommt dann? Das Tragen von Highheels oder Korsetts? Wird Claire sich als Nächstes ein Tattoo auf die Stirn stechen lassen? Ich kann förmlich spüren, wie mein Körper ganz langsam die Faust in der Hosentasche ballt.

Nun ist Möbeltragen aus dem 84. Stockwerk ohne Fahrstuhl eine Tätigkeit, die einige Kalorien verbraucht. Vielleicht war es auch nur der 38. Stock, es fühlte sich endlos an. Ich wünschte, ich wäre sportlich. Kann man das nicht einfach im Laden kaufen? Es gibt doch so viele OPs? Warum keine #makeClairesportyspice-OP?

Nach dieser Aktion sah ich mein Kind an und sagte: „Wir holen jetzt therapeutisches Fastfood. Burger und Pommes." Gesagt, getan. Sofort schlagartig bettreif: Fastfood-Bewusstlosigkeit. Viel effektiver als Suppenkoma, btw. Daher: herzliche Grüße aus der Querlage.

Habt's fein.

Liebe in Zeiten des Fett-Seins

Guten Abend, meine liebsten Denkanstöße,
kürzlich las ich die Äußerung einer Bekannten: „Er war so sehr in mich verliebt, obwohl ich so fett war.“ Anlässlich dieser natürlich völlig zutreffenden Aussage fühle ich mich quasi genötigt, mal ein paar Dinge klarzustellen: Niemand liebt einen fetten Menschen. Liebe hängt ganz klar ausschließlich am BMI, das wusstet Ihr hoffentlich alle. Also ab einem BMI unter 21 geht mit viel gutem Willen „gern mögen“ los. Geliebt wird nach DIN-ISO-Norm erst ab einem BMI unter 19. Wirkliche Liebe gibt es in guten und in schlechten Zeiten erst, wenn Euer BMI unter 17 ist. Ja, ok, das ist dann auch krankhaftes Untergewicht, aber was dachtet Ihr denn?

Dass es um Charakter oder Schönheit geht? Dass es um Euch als Mensch geht? Seid Ihr bekloppt? Nee, nee, nee. Ja, wofür nehmen wir denn alle ab? Um endlich geliebt zu werden, oder? Puh. Ja, sorry, aber manchmal muss man ein „augeo ut explicem“ raushauen, um den Blödsinn der obigen Aussage auf den Punkt zu bringen. Augeo ut explicem ist Latein und bedeutet sinngemäß: „Ich übertreibe, um zu verdeutlichen.“

Tatsächlich war ich eigentlich erst mal sprachlos, als ich den Satz gelesen habe, weil ich leider nur zu gut verstehe, was er bedeutet: Die ewige Frage nach dem: Wann verdienen wir, geliebt zu werden? Was müssen wir leisten, um geliebt zu werden? Reicht es, in drei Sprachen seinen Nachwuchs verfluchen zu können? Sollte man den Tuberkel entdeckt haben? Oder ist es schon genug, ein einfaches Einhorn vom Dorf zu sein?

Möglich, dass einige von uns sich ihren Partner nach seinem Kontostand, seiner Schulterbreite oder seines guten Geschmackes bei der Auswahl von Champagner ausgesucht haben. Das ist keine Liebe. Grad das mit dem Kontostand zeugt eher von Berechnung als von Gefühlen.

Es mag da eine Täuschung von olympischen Ausmaßen auf mich zurollen, aber wir suchen uns nicht aus, wen wir lieben und wann wir lieben. Wie beschreibt unser Freund, der Brite den Prozess so gern? To fall in love. Du fällst mehr, als dass Du entscheidest. Ob der andere dann zufällig eine Hautfarbe hat, die Deinen Eltern nicht passt, oder ein englischer Kronprinz ist, der eben eine jungfräuliche Adlige heiraten muss und Dich nicht heiraten kann, zählt dann nicht mehr (please all say „Hi!" to my friend Camilla!). Du fällst. No choice, thank you very much.

Die Anthropologin Helen Fisher sagt in ihrem TED-Talk: „... romantische Liebe ist viel mehr als ein Kokain-Rausch – aber von Kokain kann man zumindest herunterkommen. Romantische Liebe ist Besessenheit. Sie hält Sie fest. Sie verlieren Ihr Selbstbild. Sie können nicht aufhören, an einen anderen Menschen zu denken. Jemand zeltet in Ihrem Kopf."

Ja, das klingt doch nach rationaler Entscheidung, oder? Wenn das Gehirn eines anderen Menschen den Schalter umlegt und Euch im Licht der Liebe seht, dann könnte Ihr da gar nichts machen. Ihr könnt zu- oder abnehmen und er wird sich mit Euch freuen, wenn Ihr Euch wohl fühlt, oder sich vielleicht Sorgen um Eure Gesundheit machen, wenn die Extreme zu groß werden; seine Liebe könnt Ihr nicht verlieren.

Wenn Ihr einen Menschen verliert, weil Euer Körper sich verändert, dann war das keine Liebe. Wir sind liebenswert oder wir sind es nicht. Unser Körper ist im Grunde nur der Behälter für die Seele, die liebt und geliebt wird. Und wer von uns liebt schon die Tupperdose mehr als die Lasagnesuppe darin? Ok, in diesem Forum falsche Frage!

Liebe ist etwas, das einem geschenkt wird. Kann sein, dass man versucht, sich hinter einem Berg eigenen Körperfetts davor zu verstecken, aber wie wir sehen: Sie findet Euch trotzdem. Kann man also eigentlich auch gleich aus seinem Versteck rauskommen, oder?

Habt's ganz fein.

Shopping mit Selfies

Ihr Herzbesten aller Liebsten,
wie Ihr wisst, bin ich ja immer noch beim dieting #clairestyle: U.a. hitzebedingt nicht schlafen, abends verabreden, Abenteuer erleben und dann die „Ein halber Apfel ein Schokoriegel-Diät". Oder die „Dim Sum und Milchkaffee mit Eiswürfeln-Kur". Super gesund. Ich denke, ich mach da ein komplettes System draus, vermarkte das, lege mir einen YouTube-Channel zu und werde Millionärin.

Keine Sorge: Ab nächste Woche arbeite ich wieder, da gibt es die Rückkehr in die Normalität zu Müsli und Frühstückskuchen. Heute früh jedenfalls sah ich zwar im Gesicht aus wie ein Modell für das Plakat für „Ihr fehlt Lebertran!", fühlte mich aber sonst pudelwohl. Beim Anziehen warf ich einen Blick auf meinen Körper im Spiegel und war rundum zufrieden. Ich fand mich schlank und prima und war echt stolz auf mich. Mein Körper hat so irre Dinge geleistet, und ich fühle mich wohl in ihm. Ein besseres Gefährt für meine Seele hätte sich kaum finden können.

Aber dann passierte es. Mein Weg führte mich in die Stadt zum Shoppen, wo ich verschiedene Kleidungsstücke in neonlicht-gefluteten Kabinen anprobierte. Ich vermute stark, dass zwischen dem Morgen und dem Nachmittag Aliens meinen Körper vertauscht haben, weil ich plötzlich im Spiegel aussah wie eine fette, weiße Qualle. Früher hätte ich mich vielleicht beschimpft und mit meinem Aussehen gehadert. Heute stand ich da und dachte: Nein, da stimmt was nicht. Ich bin in Ordnung. Heute früh war ich noch begeistert von meinem Körper. Was passiert hier gerade?

Die Klamotten sind einfach nicht für meinen Körper gemacht - auch wenn sie vielleicht in meiner Größe da hängen. Diese Klamotten sehen gut aus an einem Körper, der in Kleidergröße 34 noch Körbchengröße C hat. Aber auch nur dann, wenn die Taille im Verhältnis wirklich dramatisch schmaler ist als der Brustkorb. Oder Du hast Kleidergröße 32 und bist ungefähr 1,80 groß - in dem Fall sieht das vielleicht auch alles gut aus.

Was aber, wenn man nun eine andere Körperform hat? Dann siehst Du in den regulären Klamotten sofort deformiert aus. Nun weiß ich ja nach dreieinhalb Jahrzehnten Shopping, was mir steht und was mir nicht steht. Aber: Find das mal! Klar, theoretisch kann man selbst nähen, aber das ist mir zu viel Aufwand. Es kann doch nicht sein, dass eine ganze Industrie für zwei Sorten Frauenkörper designt!

Wen wundert es da noch, wenn die Hälfte aller Frauen mit ihren Körpern hadert, selbst, wenn sie nicht übergewichtig sind? Die Hälfte ist jetzt mal knapp geschätzt, oder? Dass junge Mädchen meinen, sie müssten eine Diät nach der anderen machen, um auszusehen wie ein photogeshoptes Modell, das kokst und sich von orangensaft-getränkten Wattebäuschen ernährt?

Mir ist also gründlich die Laune vergangen. Wenn aber die Temperaturen so bleiben, brauche ich einfach noch etwas zum Anziehen. Sommerklamotten bis 25 Grad habe ich jede Menge; ab 30 Grad ist mein Kleiderschrank wirklich nur notdürftig bestückt.

Schließlich fand ich ein Sommerkleid. Nun war das aber leider ein Schnitt, der nicht unter die Kategorie „garantierter Supersitz am Claire-Körper“ fällt. Vor die Kaufentscheidung hat nun Gott neuerdings freundlicherweise die Option virtueller sozialer Medien geschaltet. Auch wenn ich mir immer noch hochgradig bekloppt dabei vorkomme, habe ich das einzig wahre getan, ein Selfie gemacht und es an meine Freundinnen und meine Kinder geschickt.

Kind 1: Mega, so was brauche ich auch! Wo gibt es das? Was kostet es? War das schon im Sale?

Kind 2: Boh, sieht das scheiße aus, Du siehst zehn Jahre älter und 100 Kilo fetter aus, kauf das bloß nicht.

Freundinnen: Kaufen! Machen! Super!

Ja, prima Sache so eine Modeberatung. Kurz habe ich mit mir gehadert, ob ich auch noch meinen ehemaligen Kommilitonen, der sich als Imageberater verdingt, frage. Der findet das bestimmt klasse, mal was anderes zu tun, als Politikern zu erklären, warum eine randlose Brille bei Fernsehaufnahmen die bessere Option ist. Und meine Mutter, natürlich. Gut, dass ich auch noch ein paar Schwestern und Nichten habe. Schließlich kam mir die Idee, das Selfie in eine Power-Point-Präsentation zu tun, und meine nächste Seminargruppe abstimmen zu lassen. Als mir eingefallen ist, dass ich erst nächste Woche wieder arbeite, habe ich es einfach gekauft, weil ich mich wohl darin gefühlt habe.

Peng. Aus die Maus.

Jetzt bestellt ich mir noch ein Kleid im Hui-Buh-Style. Wie für nachtaktive Gespenster gemacht! Der Preis ist jedenfalls schon mal erschreckend.

Habt's fein!

Rückkehr

Naaa, Ihr Besten aller Herzliebsten!
Willkommen in unserem Kasperle-Theater des Abnehmens, bei dem, wenn man lange genug wartet, jede Gretel und jedes Kasperle wieder zurück in unsere offen wartenden Arme kommt. Schön, dass Ihr wieder an unserer Seite seid!

Meine Güte, ich bin ja auch zum zweiten Mal da (nachdem ich von zehn abgenommenen fünf wieder zugenommen hatte durch eine „Ladidaa mirdochegal wieviel Olivenöl das ist“-Haltung).

Und ich bleibe auch erst mal hier. Wieso? Bin ich nicht schlank genug? Doch, alles ok. Komma aber: Mein Ziel ist und bleibt langfristig halten. Meine Ansichten zum Thema Abnahme sind ja bekanntermaßen ein wenig schrullig:

- Ich glaube an langsame Abnahme durch eine Änderung hin zu Gewohnheiten, die ich langfristig über Jahre beibehalten kann.

- Ich glaube nicht an radikale Ernährungsumstellungen für eine kurze Phase.

- Ich glaube, eine Abnahme bleibt nur, wenn die neuen Ernährungsgewohnheiten im Alltag funktionieren.

- Ich habe, seitdem ich hier unser aller Abnehmen-Karrieren verfolge, den Eindruck, dass eine Abnahme nicht dramatisch schneller sein sollte als die Zunahme vorher.

- Ich glaube, dass Hirn und Herz und vor allem unser Körper Zeit brauchen, um diese Veränderungen langfristig zu verinnerlichen.

- Ja, und - Überraschung - ich glaube an Babystepps. Klein, effektiv und nachhaltig. Sieben Wochen Schlotzplörre trinken, ist keine echte Ernährungsumstellung.

- Ich glaube nicht, dass man nach der Abnahme wieder „normal“ essen kann, weil das, was wir in der Phase des Zunehmens in uns reingestopft haben, eben nicht normal war.

Es gibt noch etwas, das ich der geneigten Leserin gestehen muss: Ich habe in den letzten Tagen aus Versehen Gymnastik gemacht. Ich. Tatsache. Wie tief einen brutale Rückenschmerzen sinken lassen, puh. Oder wie Britney Spears dereinst sagte: „My lower back is killing me“.
Für heute einen lieben Gruß, habt's fein.

Dönerteller

N'Abend, Ihr Besten aller Herzliebsten!
Wie nicht anders zu erwarten: Die Erde hat mich wieder. Nach den letzten Wochen Ernährungssonderbarkeiten war abzuwarten, wann mein Körper sagt: Ich habe die Nase voll, Du hast mir jetzt tagelang Kohlenhydrate entzogen; ich möchte meine verpassten 700.000 Kilo Kohlenhydrate. Jetzt. Sofort. Zacki.

Ich nehme wieder feste Nahrung zu mir. Gern würde ich jetzt behaupten, dass es sich ausschließlich um Salat und Eiweiß handelt, aber dann würde ich dem köstlichen Dönerteller von gestern unrecht tun, der seinen Weg in mein Leben gefunden hat. Es war der erste Dönerteller seit drei Jahren. Nun hat dieser Dönerteller drei wichtige Zutaten: das Fleisch, Reis und eine Riesenmenge Salat. Davon wird man dreimal satt.

Was macht Claire? Fragt nach Brot. Weil: Fladenbrot. Wie, Ihr braucht mehr Argumente? Weißmehl. Reicht das? Puh. Nicht, dass es mich überrascht. Nicht, dass es mir hinterher besser ging, nein. Natürlich nicht.

Was wollen uns diese Worte sagen? Es gibt immer mal wieder Phasen, da läuft das alles bei mir extrem irrational. Es gibt viele gute Phasen, in denen die neuen Gewohnheiten ihren Platz finden, und es mir gut mit ihnen geht. Die Phasen, in denen das Essen ein heiteres Eigenleben in völliger Unabhängigkeit von meinem gesunden Verstand führt, die gibt es auch. Dieses Mal kann ich es fast mit einem heiteren Lächeln sehen. Dieses Mal bin ich nicht genervt von mir oder unzufrieden, sondern denke: Ok, pendelt sich wieder ein. Sei lieb zu Dir.

In meinem Leben strukturieren sich gerade ein paar Dinge um. Aktuell bilde ich mich selbst fort, lerne neue Dinge und versuche, sie in meinem Alltag zu integrieren. Eine Gelegenheit für meinen inneren Pumuckl, seine hochgradig blödsinnigen Seiten auszupacken: „Wie? Schon wieder was Neues? SCHON wieder noch mehr gesunde neue Gewohnheiten? SCHON wieder ein neues Thema zum Abarbeiten? Bist du wahnsinnig? Wir haben doch schon zweidrölf Sachen geändert? Reicht dir das nicht?"

Ganz ehrlich? Nein. Es gibt noch ein paar Bereiche in meinem Leben, wo ich in eine Art … geistige Schonhaltung gehe. Ihr kennt das: Gestern legt frau eine Arbeit nieder und mault: „Perlen vor die Säue!" - Heute macht frau eine Perlenzuchtfarm im Wildschweingehege auf.

Gestern hat frau eine Scheidung hinter sich gebracht und zischt wütend „Alle Männer sind Schweine!" - Heute trifft Frau einen 1,80 großen San-Daniele-Schinken und denkt: „Ach, den muss man mit nach Hause nehmen."

Wenn frau aus dieser Schweine-Nummer raus möchte, dann erfordert das zumindest für mich noch mal eine Menge Austausch mit guten Freunden und oft auch ein Gespräch mit meinem wunderbaren Familientherapeuten.

Der kleine Pumuckl-Claire findet diese Phase oft einfach nur überflüssig und nervig: „Läuft doch alles super, wir haben doch schon viel erreicht! Können wir uns jetzt vielleicht einfach mal zufriedengeben? Außerdem will ich jetzt ein Eis, eine Cola und eine Currywurst mit Pommes. Dann will ich auch noch ins Spaßbad. Oder wenigstens Hundewelpen streicheln. Und wo ist eigentlich dieses Springseil?"

Gestern Abend gab es dann also den Dönerteller mit Weißbrot. Heute früh konnte ich dann wieder friedlich zum Müsli zurückkehren. Es wird sich wieder einpendeln. Inzwischen weiß ich das. Früher hätte ich mit mir gehadert und geschimpft und ein schlechtes Gewissen gehabt. Und dann? Wäre die Phase auch nicht schneller vorbeigegangen. Immer, und immer wieder: Babystepps.

Es ist ein Marathon und kein Sprint.

Habt's fein!

Die innere Holly Golightly

N'Abend Ihr Besten aller zuckersüßesten Watcheretten!
Wie schlank muss frau eigentlich sein, bevor sie sich geile Klamotten kaufen darf? Sollten wir alle warten, bis wir Kleidergröße 34 haben oder können wir schon ab Größe 36 das Internet leer shoppen?

„Das kauf ich mir, wenn ich schlank bin!", den Satz kennt bestimmt von Euch fast jede, oder?

Natürlich gibt es dieses eine Kleidungsstück, das unser Herz höherschlagen lässt wie sonst nur die samtbraunen Augen eines neuen Geliebten. Dieses eine Kleidungsstück, dass unsere innere Sissi oder (je nachdem, welche Kindheitsfantasien wir so hatten), unsere innere Holly Golightly reanimiert.

Da mag wieder eine Täuschung trojanischer Dimensionen auf mich zukullern, aber ich denke: Wenn es der Geldbeutel und diese nervige Modeindustrie hergeben, dann darf frau schon deutlich vorher anfangen, ihr Äußeres zu würdigen.

Mir ist absolut klar, dass übergewichtige Frauen die Stiefkinder der Modeindustrie sind; aber Haare, Brille und Make-up geben einen kreativen Gestaltungsfreiraum, auch wenn frau eben noch Kleidergröße 50 hat.

Wenn ich mich hier so durch Eure Vorher-Nachher-Fotos scrolle, sieht man bei so vielen tollen Frauen plötzlich einen Stylingunterschied zwischen vorher und nachher: mit dem niedrigen Gewicht kommen schickere Frisuren, elegantere Brillen, mehr Schmuck … so lange das Übergewicht einen noch im Griff hat, wählen viele von uns das peppige Pinguin-Schwarz kombiniert mit zartem Rabenfedern-Schwarz im pfiffigen Sackschnitt.

Ehrlich, ich denke, das muss nicht sein. Muss ich mein Äußeres wie ein Stiefkind im Märchen behandeln, um mal wieder der Estelle ihr wunderbares Zitat zu nutzen? Verdiene ich es nicht, liebevoll aufgebrezelt zu werden, auch wenn mein

BMI im oberen Bereich liegt? So viele von Euch sind jetzt schon so umwerfend hübsch. Und kommt mir bitte nicht um die Ecke von wegen: Äußerlichkeiten spielen keine Rolle!

Das hier ist die Community, in der jeden Tag irgendwer ihre Torten (ihre *Torten*!!) als Prinzessin oder Jim Knopf verkleidet. Das hier ist die Community, in der Essen für Kinder zubereitet wird, als sei es ein Bühnenbild für die Augsburger Puppenkiste. Das hier ist die Community, in der Menschen selbst ihre Haferflocken zum Frühstück mit Filter fotografieren!

Aber wenn es an den eigenen Körper geht, wird nicht dekoriert? Dann bleiben wir altbacken und unsexy oder „sportlich"?

Mädels, jede soll so rumlaufen, wie sie Bock hat, ganz klar. Modisches Diktat? Bockmist.

Aber dass so viele plötzlich ab einem bestimmten Gewicht erst anfangen, sich zu stylen, sich zu pflegen und sich zu zelebrieren, zeigt doch, das irgendwo dieser Wunsch nach „Schönheit" (was immer das für uns ist), in der Tiefe des Herzens verborgen war.

Natürlich macht es einen Unterschied, ob ich die Latzhose mit der riesigen Diddlmaus trage, weil ich das wirklich lustig finde und mich wohl darin fühle, oder weil ich mich nicht traue, die coolen, sexy Klamotten zu tragen. Weil ich denke: „Ach, ich bin so dick, mich will keiner im flotten Outfit mit sexy femininem Styling sehen!"

Wenn die Diddlmaus-Latzhose nur deswegen getragen wird, weil ich mich nicht traue oder mich nicht schön genug für etwas Flotteres finde, oder weil ich denke, ich bin es nicht wert, mich selbst zu zelebrieren und in Szene zu setzen, dann ist das Lebenszeitverschwendung.

Wartet nicht erst auf ein bestimmtes Gewicht. Macht Euch jeden Tag so schön, wie Ihr Lust habt. Feiert Euch. Traut Euch.

Und: Habt's fein.

Wofür hat man denn Freunde?

Guten Morgen, Ihr Herzbesten aller Liebsten,
was mache ich eigentlich hier? Ich könnte mich doch abmelden. Auf den Fotos von vorgestern finde ich mich selbst schmal. Mein Gewicht hab' ich, halten tu ich jetzt schon endlose vier Wochen, pah! Wozu das Ganze hier? Hach, ich muss selbst lachen, wenn ich das schreibe.

Na ja, weil mein Gewicht an mir und meiner Verfassung hängt und nicht in Beton gegossen ist. Weil ich für die letzten zwei Kilo acht Monate gebraucht habe. Ja, ich weiß: Hier sind Frauen, die in vier Wochen dreißig Kilo abnehmen, aber so werde ich nie sein. Schnelle Truppe? Nicht mit mir. Ich muss jammern und mich bedauern und fluchen und schimpfen. Das tue ich in der Regel hier. Dafür nutze und liebe ich diese Community.

Man soll es kaum glauben, aber trotz Meckerns und Jammerns und Selbstmitleid habe ich hier neue Freundinnen gefunden und lerne regelmäßig tolle Frauen kennen!

Draußen, in der wirklichen Welt spreche ich selten über das Thema „Gewicht". Nicht alles in meinem Leben dreht sich um dieses Thema. Es gibt endlos andere Themen, die mich beschäftigen. Meine Star-Trek-Diskussionen führe ich mit einem guten Freund. Politische Entwicklungen diskutiere ich mit meiner Mutter. Modische Verwirrungen erörtere ich mit meinen Kindern. Promi-Klatsch und Tratsch mit einer Kollegin.

Natürlich könnte ich 24 Stunden am Tag mein gesamtes Umfeld mit meiner Gewichtsthematik zutexten. Es mag ein bisschen sonderbar wirken, so was hier zu schreiben, aber nichts ist nerviger als Menschen, die im Alltag jeden eigenen und fremden Bissen kommentieren:

„Huch, ich habe eine Kugel Eis gegessen. Da muss ich wohl jetzt die Treppen nehmen."

„Was? Du isst Pizza? Du bist doch so schlank!" (Oder

wahlweise:)

„Bei deinem Gewicht isst du auch noch Pizza?"

„Das hatte jetzt gerade 438.000 Kalorien."

„Ich darf heute nichts mehr essen, weil ich gestern gegrilltes Kamel hatte!"

Langweilt nicht Eure Familie und Kollegen, wenn Ihr eine wunderbare Internet-Community habt, wo es wirklich Leute interessiert! Vor allem und gerade, wenn es nicht läuft. Versteht mich nicht falsch: Ich freu mich mit jeder von Euch, die in zwei Monaten ihr Gewicht halbiert. Aber genau so wichtig finde ich zu teilen, wenn es nicht läuft oder schlecht läuft und hier durch die Posts zu scrollen auf der Suche nach Ideen und Inspirationen. Wir lernen ja irgendwie alle durch Versuch und Irrtum. Dadurch, dass wir uns gegenseitig mitteilen, an welchem Punkt unserer Entwicklung wir gerade sind und wie es uns damit geht.

Aktuell merke ich, dass es mir guttut, wenig Essen im Kühlschrank zu haben, keine Unmengen einzukaufen und nicht diesen Superfokus auf dem Essen zu haben, einfach mal nicht Stunden in der Küche am Herd zu verbringen. Einfach mal nicht dauernd um das Thema Essen kreisen. Heute und gestern hatte ich Birchermüsli zum Frühstück und das war klasse. Die Zutaten waren alle da, kein Riesenaufwand, kein Einkaufen. Abends vorbereitet, morgens aus dem Kühlschrank, ratzifatzi. Die letzten Tage hatte ich den gefürchteten Frühstückskuchen als Proviant mit bei der Arbeit. Auch eine praktische Sache.

Und plötzlich, schwups! kommt die Realität um die Ecke in Form von Besuch nächste Woche, der wahrscheinlich „richtige" Mahlzeiten einnehmen will. Jetzt sitze ich da und denke: „Äh, ich weiß gar nicht, was ich kochen soll?" Ganz ehrlich, nie im Leben hätte ich mir vorstellen können, dass mir nichts einfällt außer: „Man kann ja was beim Asiaten bestellen!"

Ehrlich gesagt belustigt mich das ziemlich. Wahrscheinlich gibt es dreimal am Tag Birchermüsli. Oder Frühstückskuchen.

Habt's fein.

Auf dem Weg

N'Abend Ihr Besten aller Herzliebsten,
letztes Jahr um diese Zeit war ich wieder so satt von mir selbst, dass ich mich erneut hier angemeldet hatte. Letztes Jahr um diese Zeit hatte ich wieder zugenommen. Mein ganzes Leben bestand aus Arbeit und Haushalt. Hurra. Abends, wenn ich nach Hause kam, war ich so erschöpft, dass ich mit niemanden mehr sprechen wollte. Gesundheit? Hallo?! Ich nehme doch Vitamine für schönes Haare und feste Fingernägel, das muss reichen. Freunde? Wann soll ich die treffen? Wozu gibt's WhatsApp? Freizeitaktivitäten? Keine Energie mehr. Partnerschaft? Wie? Noch jemand, der was von einem will? Spaß und Spiel? Ich habe doch einen Online-Account zum Seriengucken und kann anderen beim Spaß und Spiel zuschauen! Sport? Ja, sach mal, bin ich denn wahnsinnig?

So erbärmlich wie es klingt, so ehrlich ist es auch: Essen erfüllte viel zu viele Ersatzfunktionen in meinem Leben. Wer sagt immer: „Wenn Hunger nicht das Problem ist, dann ist Essen nicht die Lösung"?

Auch wenn mein Gewicht nicht super hoch war hier beim Start - mir war völlig klar, dass es einfach immer weiter hochgehen wird, wenn ich nicht irgendwas ändere.

Das erste Ändern war wirklich wieder dieses verfluchte Kalorienzählen, was dann auch Ergebnisse brauchte. Zum Beispiel die Erkenntnis: Abnehmen und zunehmen geht leichter als halten. Weil auch ich hier als Wiederholungstäterin gestartet bin, war mein Fokus von Anfang an: Dieses Mal geht es um's langfristige Halten. Schluss mit Jo-Jos.

Also habe ich immer und immer wieder gegrübelt und rumprobiert und mich gefragt, was denn in den Lebensphasen anders war, als mein Gewicht nicht hoch- und runterschoß wie ein Vierjähriger im Jumphouse. Nach und nach habe ich in diesem letzten Jahr eine ganze Reihe von Dingen geändert:

Vorrangig und zuallererst Ernährungsgewohnheiten, ganz klar. Aber das allein ist es nicht.

z.B. Ich treffe alte Freunde wieder, die ich Jahre nicht gesehen habe. Inzwischen habe ich sogar neue Freundinnen gefunden. Mit meiner Sportsfreundin Estelle war ich gestern bei einer hippen Szene-Party. Das hat sich im Gegensatz zu den letzten Jahren dramatisch verändert: Ich habe einfach deutlich mehr Spaß. Ich habe wieder Lust, Leute kennenzulernen und das Haus zu verlassen. In den letzten sechs Monaten habe ich mehr gelacht als in den zehn Jahren davor zusammen.

Wenn es eine Sache gibt, deretwegen ich diese App prima finde: wenn frau lange genug postet und antwortet und kommentiert, dann trifft sie hier früher oder später Gleichgesinnte, die genauso bekloppt sind wie sie selbst: Menschen mit „Wir stehlen Einhörner, Pferde-Stehlen war gestern“-Potenzial.

In den letzten Wochen habe ich sogar aus Versehen ein wenig Gymnastik gemacht - aber das würde ich beim besten Willen nicht als Sport bezeichnen. Regelmäßige Bewegung hat tatsächlich inzwischen einen festen Platz in meinem Leben. In dieser Community habe ich eine Freundin gefunden, die regelmäßig mit mir Schritte sammelt.

Manche Menschen behaupten sogar, ich würde sogar neuerdings daten, ich verrücktes Ding, aber man soll nicht alles glauben, was man im Internet liest. Mein Verhältnis zu Essen hat sich zwar schon verändert, aber mir ist völlig klar, dass es auf eine noch solidere Basis kommen darf, damit nicht bei der nächsten Krise, die früher oder später kommt, meine Freundinnen mich mit Gewalt aus den Käse-Sahne-Nudeln heraushebeln müssen.

So langsam zeigt sich, dass es zumindest für mich darum ging, meine Leichtigkeit wiederzufinden, wenn ich schlank bleiben will. Im letzten Jahr habe ich acht Kilo abgenommen und habe grad ein super Gewicht. Weil ich aus den vergangenen zehn Jahren weiß, dass nix in Beton gegossen ist, werde ich weiter daran arbeiten, mir die Leichtigkeit zu erhalten. Für heute seid mir herzlichst gegrüßt!

Habt's fein.

ÜBER DIE AUTORIN

Die Autorin lebt in Berlin und arbeitet seit über zwanzig Jahren als Psychologin. Wenn sie nicht unter dem Pseudonym Claire Mond in einer Online-Community über ihren Abnehmweg schreibt, berät sie Menschen oder reist quer durch Deutschland, um Seminare zu geben.

claireмond@t-online.de

13744885R00148

Printed in Germany
by Amazon Distribution
GmbH, Leipzig